RUPTURES ET PERFORATIONS

DE LA

PAROI POSTÉRIEURE DU VAGIN

PENDANT L'ACCOUCHEMENT

PAR

Le Docteur J. MOREL

ANCIEN INTERNE DES HOPITAUX DE PARIS

Médaille de bronze de l'Assistance Publique

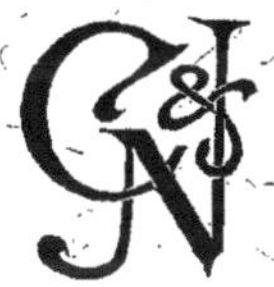

PARIS

GEORGES CARRÉ ET C. NAUD, ÉDITEURS

3, Rue Racine, 3

1897

RUPTURES ET PERFORATIONS

DE LA PAROI POSTÉRIEURE DU VAGIN

PENDANT L'ACCOUCHEMENT

RUPTURES ET PERFORATIONS

DE LA

PAROI POSTÉRIEURE DU VAGIN

PENDANT L'ACCOUCHEMENT

PAR

Le Docteur J. MOREL

ANCIEN INTERNE DES HOPITAUX DE PARIS

Médaille de bronze de l'Assistance Publique

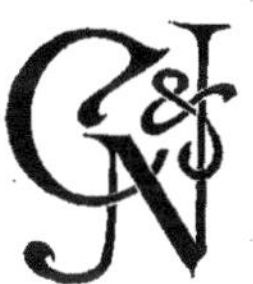

PARIS

GEORGES CARRÉ ET C. NAUD, ÉDITEURS

3, Rue Racine, 3

1897

INTRODUCTION

Lorsqu'on compare les dimensions que présente le
vagin à l'état de vacuité, à celles qu'il doit acquérir au
moment de l'accouchement pour permettre l'expulsion du
fœtus arrivé au terme de son évolution intra-utérine, on
ne peut se défendre d'un certain étonnement en songeant
combien sont rares les cas où les parois vaginales éclatent
sous l'effort qui produit cette énorme distension. Ce
résultat paraît d'autant plus remarquable qu'il existe dans
la littérature médicale un nombre relativement élevé d'observations où des femmes adultes ont éprouvé semblable
accident, du seul fait d'un premier coït. Les modifications
de structure subies par cet organe durant la grossesse,
la part que prennent ses parois au phénomène de ramollissement qui envahit l'ensemble du système génital au cours
de l'état gravidique, l'hypertrophie qui, à cette époque,
atteint les divers éléments constitutifs de la muqueuse
et de sa couche musculeuse, tels sont les facteurs de
l'extensibilité vaginale sous l'action de la contraction utérine.

Néanmoins malgré ces précautions prises par la nature
en vue de la terminaison favorable d'un acte physiologique, il est arrivé qu'une brusque solution de continuité

des parois vaginales est venue plus d'une fois créer, sinon
fatalement une cause de mort pour la mère et l'enfant,
toujours du moins un fâcheux accident pour l'un ou
l'autre de ces deux êtres et spécialement pour la mère.

Cette complication ne survient presque jamais pendant
les couches normales ; quand elle se produit elle est à
peu près toujours l'apanage des accouchements laborieux.
Une manœuvre mal conçue ou mal conduite a plus d'une
fois produit cet accident. Comme l'intervention la plus
fréquente est une application de forceps, il est tout naturel
que la rupture vaginale découle le plus souvent de cette
cause, comme en témoignent certaines observations que
nous relaterons plus tard. La faute n'en est point à l'instrument et à la forme variée des divers modèles employés ;
elle tient, soit à un défaut de technique opératoire, soit à
la mauvaise qualité des tissus maternels. Mais ce sont là
des particularités qui doivent trouver ailleurs de plus
amples développements.

Au cours d'un accouchement, les traumatismes aux-
quels le vagin est exposé, peuvent produire des lésions
très variées, depuis ces simples éraillures qui sont l'apanage de presque tous les accouchements, jusqu'à ces
vastes déchirures qui intéressent toute l'épaisseur des
parois vaginales, voire même les organes creux avoisi-
nants. Nous bornerons notre étude à ces derniers désordres. Encore aurons-nous soin de limiter spécialement
notre sujet aux ruptures portant sur la paroi postérieure
du vagin, et pouvant intéresser le péritoine au niveau du
cul-de-sac de Douglas, ou le rectum au-dessous.

Mme Lachapelle divisait déjà les ruptures du vagin en

ruptures subites et ruptures lentes. Les premières seules nous intéressent ; encore doivent-elles respecter le périnée. Les autres, du fait qu'elles sont toujours liées à la chute d'une escarre, sortent de notre sujet.

Nous n'avons point la prétention d'avoir retrouvé toutes les observations se rapportant à ce point d'obstétrisque.

Les douloureuses circonstances au milieu desquelles notre travail a vu le jour, l'impossibilité où nous nous sommes trouvé de découvrir les originaux de certains cas mentionnés par divers auteurs, nous obligent à présenter ces réserves. Néanmoins, nous croyons que le résultat de nos nombreuses recherches bibliographiques a été assez fructueux pour que nous nous sentions autorisé à dire que nous avons fait œuvre consciencieuse. Notre ambition serait amplement satisfaite si, par hasard, un praticien jetant un regard sur ce modeste travail s'y pénétrait un peu plus de la vérité de ce grand précepte médical : *primo non nocere.*

Et maintenant qu'il nous soit permis d'acquitter notre dette envers ceux qui, nos Maîtres vénérés durant les neuf années que nous avons passées au lit des malades, ont encore voulu être nos bienfaiteurs par les conseils ou les encouragements qu'ils nous ont prodigués, par l'affectueux accueil que nous avons toujours trouvé auprès d'eux. Nous avons nommé MM. GILBERT (Maison Dubois, 1890), RICHELOT (Tenon, 1892), TALAMON (Tenon, 1893), dont nous avons été l'externe,

MM. de SAINT-GERMAIN (Enfants-Malades, 1894), BALZER (Ricord, maladies vénériennes, 1894), BLUM (Saint-Antoine

1895), Michaux (Broussais 1896), Ribemont-Dessaignes (Maternité de Beaujon, 1897), dont nous sommes heureux d'avoir été l'Interne.

Enfin M. le docteur Roux nous a initié aux secrets de la bactériologie clinique dans ses laboratoires de l'Institut Pasteur. C'est à lui et à notre distingué collègue et ami le docteur L. Martin, du Puy, que nous devons d'avoir pu apprendre le traitement de la diphtérie infantile, durant notre internat aux Enfants-Malades.

Les services que ces Maîtres nous ont rendus les mettent au-dessus de nos éloges et de nos remerciements. Nous les prions néanmoins de vouloir bien accepter ici le faible témoignage de notre respectueuse reconnaissance.

Nous n'avons garde d'oublier ceux de nos autres Maîres qui ont mis à notre disposition leur science profonde servie par une longue expérience.

Parmi eux, MM. Juhel-Rénoy (externat 1890), et de Saint-Germain (internat 1894), ont emporté dans la tombe le regret de tous les cliniciens.

M. Jules Simon, ce maître consommé dans la thérapeutique infantile, nous a, pendant trois mois (Internat 1894), familiarisé avec quelques-unes des difficultés qui hérissent le diagnostic et le traitement des maladies de l'enfance.

M. Oulmont (Laënnec, médecine 1895), nous a montré le parti que peut tirer de l'arsenal thérapeutique un praticien habile.

M. Campenon (Broussais, chirurgie 1896), nous a appris, avec l'aménité qu'on lui connaît, la science du diagnostic chirurgical, science qu'il possède à un si haut degré, et qui lui vaut cette multitude d'élèves qui se disputent la faveur d'entendre ses leçons cliniques.

Nous avons pu, dans la clinique particulière du docteur CASTEX, chargé de cours à la Faculté de Médecine, nous initier durant quelques mois au diagnostic et au traitement des affections de la gorge, du nez et du larynx. Maître habile autant qu'aimable, nous le prions d'accepter tous nos remerciements.

Enfin, que MM. LEPAGE, accoucheur des Hôpitaux ; POIRIER, NÉLATON, BEURNIER et POTHERAT, chirurgiens des Hôpitaux, dont nous avons été accidentellement l'élève, veuillent accepter le témoignage de notre sincère reconnaissance.

Nous regrettons que, cédant à de hautes influences d'entourage, M. ROUTIER, dont nous devions être l'interne, ait cru devoir en accepter un autre,

Parvenu au terme de nos études médicales, nous conserverons toujours un affectueux souvenir de ceux qui furent nos collègues, durant nos quatre années d'Internat dans les divers Hôpitaux de Paris. Parmi eux, nous avons pu découvrir sans peine plus d'un excellent cœur ; nous les prions de nous garder dans la vie l'amitié dont ils nous ont honoré.

HISTORIQUE

Il est difficile de présenter un historique sérieux de la question qui nous occupe. Bien des fois au cours des âges cet accident a dû se produire ; mais il n'en reste aucune relation. On a prétendu que notre ignorance sur ce point tenait aux préjugés de nos pères, qui interdisaient à l'homme le droit de fouiller dans les dépouilles de ses semblables pour en retirer quelque instruction.

Quoi qu'il en soit, si l'on en croit Portal (Histoire de l'Anatomie et de la Chirurgie, 1770), ce serait à Benivieni, médecin italien de la fin du xvᵉ siècle, qu'on serait redevable de la première observation publiée sur les ruptures vaginales. Il est permis de croire qu'au xviᵉ siècle, l'invention de Pierre Chamberlen apporta son contingent de faits. Qu'on se rappelle la brutalité avec laquelle le forceps était manié par son inventeur lui-même ; qu'on relise à cet effet l'observation de Mauriceau, où l'on voit Chamberlen perforer en plusieurs points l'utérus d'une femme qu'il accouchait : on sera facilement amené à croire que nombre de ces accidents n'ont pas été publiés, car ils eussent entâché la réputation de leurs auteurs. Enfin un autre fait qui explique la rareté des observations de cette époque, et même du siècle suivant, c'est la confusion faite entre les ruptures vaginales et les ruptures utérines. Ne voit-on pas Mauriceau consacrer un chapitre entier au « col de l'utérus » et décrire sous ce nom le vagin lui-même.

Parmi les faits authentiques, l'un des plus anciennement connus, est celui de Vander Wiell, publié en 1687, dans ses *Observationes rariores anatomic. medic.chirurgicæ.—* Observation LXVI).

Les périodiques médicaux du xviiie siècle sont un peu plus riches en observations. Toutefois, jusqu'au xixe siècle, non seulement les ouvrages *ex-professo* sur la rupture du vagin sont rares, mais encore les simples relations de ces accidents.

Nous bornerons notre exposé historique à ces sommaires considérations, et afin d'éviter des répétitions inutiles nous renverrons, pour tout ce qui concerne notre époque, à la bibliographie qui termine notre travail.

ÉTIOLOGIE

—

A notre connaissance, il n'existe point d'observation où
la rupture postérieure du vagin se soit produite pendant
la grossesse ; à vrai dire, on ne comprendrait guère par
quel mécanisme ce fait pourrait se produire, hormis le cas
de manœuvres abortives maladroites.

Il existe quelques très rares cas où cette complication
s'est produite pendant un accouchement prématuré.
Smith (*Médico-chir. Transac*, 13ᵉ volume, 2ᵉ partie, 1827), a
donné sous le nom de rupture utérine, une observation
que Mondière considère comme étant une rupture vaginale. Mais les détails sont trop vagues, pour qu'on puisse
utiliser ce fait en un sens ou en l'autre. Parmi les observations jointes à ce travail, les nᵒˢ 4, 11, 13 et 31 se rap-
portent à des grossesses de 7, 5, 3 et 8 mois. Dans les
trois dernières, la rupture tient à de mauvaises manœuvres ; mais nous croyons que la première peut-être regardée comme le type de la rupture spontanée survenue sous
l'effort d'une violente contraction utérine qui force le
vagin à une trop brusque distension.

En dehors de ces rares exceptions, tous les autres cas
concernent des femmes parvenues au terme de leur gros-

sesse ; et si l'on défalque les ruptures qui se sont produites pendant les délivrances artificielles, il s'agit toujours
de couches pénibles et laborieuses. Cela n'a rien que de
très naturel, et explique pourquoi des ruptures se sont
produites entre les mains des Maîtres les plus experts.

Etudions maintenant les nombreuses particularités cliniques qui, suivant les circonstances, peuvent jouer le
rôle de causes déterminantes, ou de simples causes pré-
disposantes. Nous les divisons en :

> Causes maternelles,
> — fœtales,
> — chirurgicales.

Causes maternelles. — Elles peuvent tenir à
l'utérus, au vagin, à la vulve ou au bassin osseux.

Utérus. — Pendant le travail, c'est l'action contractile
de l'utérus, seule ou secondée par celle des muscles
abdominaux, qui est la cause déterminante la plus ordinaire des ruptures vaginales, de celles du moins qui ne
sont point dues à une intervention malheureuse de l'art
pour terminer l'accouchement ou opérer la délivrance. On
s'explique facilement qu'il en soit ainsi quand on songe à
la force de la contraction utérine. Quiconque a fait une
version se rappelle à coup sûr l'engourdissement qui saisit
bientôt la main renfermée dans l'utérus ; et n'est-il pas
arrivé à plus d'un opérateur, au cours d'une embryotomie
faite avec les ciseaux de Dubois, de se couper cruellement
les doigts sans en avoir conscience. Que si l'on vient,
comme cela se pratiquait si universellement naguère, à
augmenter la force de cette contraction physiologique,

par une tétanisation due à l'emploi du seigle ergoté, on ne s'étonnera point de la proposition que nous avançons. Dans la thèse de Deneux (An XII, p. 59), on trouve cité le fait suivant. Monroo, professeur d'Edimbourg, connaissait une femme dont la matrice et les parois du bas-ventre se déchirèrent, pendant une forte douleur, vers la fin du 3ᵉ jour du travail. Le bruit de cette double rupture fut très fort et entendu par tous les assistants. On tira le placenta par la même voie, et quoique la rupture des parois abdominales s'étendît depuis le nombril jusqu'auprès de la crête de l'os des hanches du côté gauche, la femme n'en guérit pas moins facilement. Un exemple analogue est cité en note dans le Traité d'accouchement de Burns. Après cela, il serait superflu de s'étendre sur la puissance et les effets possibles de la contraction de cet organe.

Le mécanisme de la rupture vaginale postérieure, due à cette cause, peut être fort varié, suivant les divers éléments pathologiques qui viennent l'accompagner, et lui prêter leur concours. Ici, la contraction sera nuisible en provoquant une traction verticale trop énergique du vagin; là, en déterminant une distension trop brusque de cet organe; ailleurs, en occasionnant la coupure de la paroi vaginale postérieure par une crête osseuse. Nous verrons plus en détail ces divers mécanismes au fur et à mesure que nous étudierons chacune de ces particularités cliniques.

Une cause qui tient encore à la matrice et peut favoriser la déchirure du vagin, c'est la déviation de l'axe utérin. A la suite de grossesses répétées, la paroi abdominale se relâche, entraînant une antéversion de l'utérus gravide, connue sous le nom d'*utérus pendulum*. On trouve ce fait déjà mentionné dans la thèse de Christini (An XII, n° 225). L'auteur le regarde même comme une des principales causes de la rupture vaginale. « On sait en effet, qu'en pareil cas, les contractions de la matrice, quelque puissantes qu'elles soient, ne peuvent avoir un heureux succès tant qu'on ne centralise pas leurs efforts sur l'axe du bassin, dans lequel l'enfant doit passer ». Dès lors, la pression exercée par la tête fœtale étant dirigée en arrière, c'est le cul-de-sac postérieur du vagin qui porte tout l'effort, et qui cède parfois. Plus récemment Schneider (Observ. 40), a cru trouver, dans cette particularité, l'explication du cas qu'il relate, encore qu'il y ait eu des tentatives de délivrance artificielle faites par une sage-femme.

Vagin. — A côté de ces causes utérines se rangent celles qui tiennent au vagin lui-même, et qui rendent compte d'un certain nombre de ses ruptures. On peut les diviser en causes :

> physiologiques,
> anatomiques,
> pathologiques.

Causes physiologiques. — Dans un accouchement, le vagin joue le simple rôle de conduit vecteur. Au lieu d'avoir une action active et énergique comme l'utérus, il se laisse distendre passivement par la poussée qui chasse le fœtus. Durant sa traversée, il n'oppose ainsi d'autre résistance au produit de la conception, que celui qui tient à la mise en œuvre de l'élasticité de ses fibres conjonctives et musculaires; or, l'on sait combien le ramollissement spécial qui, au terme de la grossesse, atteint les diverses portions de la filière génitale, facilite ce travail d'élongation. On a bien signalé quelques contractions actives du vagin, mais elles sont très faibles et ne prennent à l'accouchement qu'une part insignifiante. Devillez (Thèse, Paris, 1869) fait observer que le vagin, en haut, est peu ou pas contractile. En résumé, les contractions autonomes du vagin sont sans importance.

Mais si nous ne tenons aucun compte de ce facteur dans la production des ruptures postérieures de cet organe, nous devons, par contre, attacher plus d'importance à une autre particularité physiologique. Nous voulons parler de la loi qui régit la dilatation de tous les organes creux du corps humain. Toute cause qui agit d'une façon lente et progressive pour distendre un conduit, arrive à produire, sans danger de rupture, une dilatation beaucoup plus considérable que celle qu'aurait pu déterminer, sans déchirure, la même cause agissant d'une façon brusque et brutale. Le vagin ne fait pas exception à cette règle et les auteurs insistent tous sur ce point.

Ce fait trouve son application dans les cas où le travail marche avec une rapidité exagérée sous l'effet de contractions utérines trop énergiques. Jadis, quand l'ergot de seigle était distribué avec une si large prodigalité au cours du travail, cette cause avait plus d'importance qu'aujourd'hui. De plus, nous avons dit que le vagin se prêtait d'autant plus facilement à la dilatation que le ramollissement de ses fibres se trouvait plus avancé; il en résulte que, dans un accouchement rapide, le danger de rupture augmente pour ce conduit, à mesure que la parturition s'éloigne du terme de la grossesse normale. Effectivement, si l'on relit l'observation IV, cette déduction paraît exacte. Au septième mois, sous l'action de vives contractions utérines, le fœtus, après un court travail, est brusquement expulsé au dehors : une rupture s'est produite dans le cul-de-sac postérieur.

L'extraction trop rapide d'un enfant, au cours d'une version podalique, peut agir de même, et Giraud, chirurgien-accoucheur de l'Hôtel-Dieu, dit avoir remarqué, qu'une cause fréquente des ruptures vaginales doit être recherchée dans ces fortes tractions qu'on exerce en pareil cas, sur le pied du fœtus. (*Dictionnaire en 60 volumes — T. LXI, p. 463*).

Causes anatomiques.— Parmi les particularités anatomiques du vagin, propres à favoriser sa déchirure, nous devons signaler les suivantes :

D'abord sa forme en entonnoir. Distendu, cet organe affecte la forme d'un cône à base utérine et à sommet vulvaire, ce qui fait que la distension pour une même tête va en progressant. Cette circonstance est toute en faveur des ruptures bas situées, d'autant plus que cette disposition anatomique se rencontre avec une autre qui vient en exagérer la gravité. En effet, le plancher mou ano-périnéal continue en arrière le plan recourbé que présente la partie inférieure du sacrum et du coccyx, et, par cette direction, repousse en avant la tête de l'enfant qui se défléchit. Ce plancher doit donc résister fortement pour supporter, sans se rompre, tout le poids de la pression imprimée à la tête, et cela au moment même où le vagin se rétrécit (Thèse Maya, 1838).

La minceur des tuniques vaginales, surtout au niveau du cul-de-sac postérieur, l'existence dans la filière génitale de points rétrécis ou détroits, militent encore en faveur des ruptures.

Le détroit du releveur de l'anus et le détroit formé par l'orifice vulvaire peuvent, en effet, créer des dystocies dont la conséquence est l'affaiblissement de la résistance vaginale. MM. Varnier et Auvard qui se sont occupés de ces dystocies ont montré que, si pour une raison quelconque, telle que le vaginisme, il vient à se produire en l'un ou l'autre de ces détroits, une résistance anormale à la progression de la tête, celle-ci peut y faire sa rotation anticipée. Or, dans ce mouvement, l'étendue du diamètre antéro-postérieur du vagin se trouve considérablement accrue, d'où le danger de rupture de la cloison recto-vaginale. C'est ainsi que, dans l'observation XLVI, on doit accorder une certaine part d'influence au vaginisme inférieur dont la malade était atteinte. En pareil cas, la tête comprimant fortement les tissus mous qui lui font obstacle, les fait éclater. Par l'ouverture peut s'échapper un membre fœtal qui vient sortir par l'anus : les observations XLIII et XLV en sont des exemples remarquables.

Il n'est pas jusqu'aux rides de la partie inférieure du vagin qui, d'après Velpeau, ne puissent favoriser par leur nombre et leur volume la production d'une déchirure recto-vaginale.

Une cause que signalent tous les accoucheurs, mais

dont nous n'avons pu trouver aucune observation, c'est le rétrécissement congénital du vagin. Il agirait à la manière des détroits normaux de cet organe. Toutefois, de même que ces derniers, ce genre de rétrécissement n'a rien d'absolu en tant qu'influence causale. Si l'on consulte à ce sujet la littérature médicale, on y trouve de nombreuses observations de couches très heureuses avec un vagin très étroit. Frappés de ce fait, les anciens auteurs signalent dans leurs écrits des exemples remarquables.

Ainsi l'on voit, en 1653, Riolan, dans son *Manuel anatomique et pathologique*, parler de femmes qui ont conçu quoique ayant un vagin fort étroit.

Boyer relate, dans l'*Histoire de l'Académie des Sciences*, deux faits assez curieux : l'un est de 1712 et l'autre de 1748. Dans les deux cas le vagin a pris spontanément les dimensions nécessaires pour permettre la sortie du fœtus. Chez la première femme, le canal vaginal pouvait à peine admettre une plume d'oie, et ce ne fut qu'au bout de onze ans de mariage, « sans que l'époux fût plus avancé que le premier jour », que la femme devint enceinte. A partir du cinquième mois de la grossesse le vagin commença à se dilater, de telle sorte, qu'au moment de l'accouchement, (lequel eut lieu spontanément), il avait acquis le calibre naturel. Dans le second fait, la dilatation du vagin s'opéra seulement à l'époque de l'accouchement. La naissance de l'enfant se produisit sans aucune difficulté.

Enfin, en 1748, M. de la Toison, chirurgien de la marine à Brest, apprit à l'Académie des Sciences, qu'une dame, qui avait le vagin si étroit qu'à peine pouvait-on y introduire un tuyau de plume à écrire, était cependant devenue grosse et qu'elle était heureusement accouchée, après trois heures de douleurs, d'un enfant fort et puissant.

Nous bornerons là ces citations qu'on pourrait multiplier sans grand profit, toutes montrant, ainsi que le signale Estienne dans sa thèse, en 1849, que l'étroitesse congénitale cède presque toujours spontanément, ce qui la différencie, comme nous le verrons bientôt, de l'atrésie acquise.

Nous devons signaler encore l'induration plus grande des tissus de la primipare, d'où une augmentation de résistence à la sortie de l'enfant, et la fréquence plus considérable chez elle des ruptures recto-vaginales inférieures.

Enfin, pour terminer ces considérations anatomiques il convient de mentionner ce que MM. Doléris et Lenoble ont décrit sous le nom de sinus rétropérinéal. C'est un espace limité en avant, par le transverse profond et le constricteur de la vulve, en arriére, par le releveur de l'anus. « Ce point précis est privé de tout soutien musculaire et « exclusivement constitué par l'adossement des cloisons « vaginale et rectale. Au cours de l'accouchement en effet, « la portien antérieure du releveur de l'anus est comme « dissociée dans cet endroit en une série de fascicules peu « épais séparés les uns des autres. Cet espace correspond « en arrière à la partie la plus saillante de l'ampoule rec- « tale, et nous proposons de le désigner sous le nom de « sinus rétro-périnéal. Il peut devenir le point de départ « d'une variété très spéciale de rupture profonde du « périnée différant des ruptures centrales par ce fait que

« le rectum est largement intéressé dans la déchirure et
« qu'une partie fœtale plus ou moins considérable peut
« apparaître et tendre à se dégager par l'anus. »

Causes pathologiques. — Au premier rang de ce groupe
se range l'atrésie cicatricielle.

Freund, *(Die Verletzungen der Scheide und des dammes)*
qui a très soigneusement étudié les causes qui rendent
le vagin moins extensible, s'étend assez longuement sur
cette dernière. Le plus souvent ces cicatrices sont dues à
des accouchements antérieurs. On a donc affaire à des
multipares.

Beaucoup plus rarement elles tiennent à quelque affection locale. Ainsi, dans l'observation XLV, la rupture s'est
produite au niveau de la cicatrice d'un ancien abcès de la
paroi postérieure du vagin. Le plus souvent ces abcés suc-
cèdent à un accouchement ; les petites érosions, les déchirures vasculaires auxquelles a donné lieu le passage de la tête
s'infectent secondairement, et provoquent la formation
d'une collection suppurée. Plus tard le pus se fraye un
passage dans le vagin ou le rectum, assez souvent dans
ces deux organes à la fois, et ainsi se trouve créée une
fistule recto-vaginale. Mais cette perforation n'entre point
dans le cadre que nous nous sommes tracé. — D'autres
fois une opération pratiquée sur la paroi postérieure du
vagin a pu donner lieu à une atrésie cicatricielle consécutive. Remarquons ici que l'importance des cicatrices
vaginales est loin d'être égale ; elle augmente essentiellement avec la profondeur et l'étendue du tissu cicatriciel.
Or il est acquis que les cicatrices vagino-vulvaires occupent en général un des côtés du vagin.

De ce fait il découle que ces cicatrices latérales se laissant moins facilement forcer que le tissu sain, l'effort produit par le pôle fœtal se trouve rapporté plus en dedans, vers la ligne médiane, et augmente ainsi les chances de ruptures postérieures (thèse Ardoin 1889). Lorsqu'il n'y a de cicatrices que sur un côté du vagin, le dégagement de la tête se trouve modifié : il se fait obliquement, ce qui prédispose aux ruptures postéro-latérales du côté opposé.

Enfin il arrive, surtout dans les positions postérieures, que la rotation en amenant l'occiput sous le pubis, tord la muqueuse vaginale, la décolle, sans la déchirer, des parties sous-jacentes et crée ainsi des lésions étendues du tissu cellulaire. Il se fait un thrombus, et secondairement une vaste nappe de tissu cicatriciel avec lequel il faudra compter dans les accouchements ultérieurs. En résumé, quels que soient le mécanisme et la cause de l'atrésie cicatricielle, celle-ci n'en est pas moins à redouter de l'accoucheur si elle affecte des dimensions un peu considérables. Il importe toutefois de ne pas s'exagérer outre mesure l'importance de ce facteur. « Il est tout à fait « exceptionnel, dit Ardoin dans sa thèse, de voir survenir « même après des délabrements considérables du vagin, « une atrésie capable de gêner le fonctionnement de l'or- « gane ».

D'autre part nous verrons à propos du Traitement, que divers auteurs, entre autres M. Guéniot, conseillent de ne pas trop s'émouvoir en pareil cas, de ne jamais provoquer l'accouchement ou l'avortement, car l'incision des brides cicatricielles permet l'expulsion du fœtus à terme.

On a quelquefois invoqué, à propos des ruptures vaginales en général l'influence néfaste de l'infection syphilitique. Mathews Duncan, cité par Ricary (thèse, Lyon, 1881), prétend que les tissus des syphilitiques résistent moins bien à la dilatation que les autres, et en conclut au danger plus grand des déchirures du vagin.

Il se pourrait que, dans l'observation IV, la femme qui accoucha prématurément d'un macéré fût une syphilitique, et que la rupture qui se produisit en ce cas vînt à l'appui de l'opinion de Duncan.

On voit parfois l'affection vénérienne jouer un rôle sinon plus efficace, du moins plus apparent. Les ulcérations spécifiques (chancre initial, syphilides ulcéreuses, etc.) peuvent détruire sur une étendue et une profondeur plus ou moins considérables les tissus vaginaux, et créer ainsi des points faibles plus facilement exposés aux ruptures. Dans l'observation XXVIII on trouva à l'autopsie plusieurs ulcérations syphilitiques du vagin et une perforation que, à cause de certains caractères morphologiques, les auteurs ne rattachent point à la syphilis ; mais le fait peut prêter à discussion. Quoi qu'il en soit de ce cas particulier, la possibilité d'un pareil accident ne saurait être mise en doute.

Parwin rapporte que Schrœder a vu, pendant un accouchement, se montrer une double perforation du rectum à la suite d'ulcérations diphtéritiques profondément situées sur la paroi postérieure du vagin.

A plus forte raison, les ulcérations cancéreuses peuvent, au cours du travail, produire un résultat identique. La perte de substance ainsi produite, et l'induration créée au voisinage, par l'infiltration néoplasique, concourent au même but.

Pour en finir avec les causes vaginales, il nous reste encore à citer les tumeurs liquides ou solides de cet organe. Lorsqu'elles ont acquis un certain volume elles agissent, pendant l'accouchement, à la façon d'une tête trop grosse. Il se fait alors, au niveau de l'obstacle, une distension exagérée des tuniques vaginales lors du passage de la tête fœtale ; ou bien celle-ci prend une mauvaise orientation, opère prématurément sa rotation, et peut ainsi provoquer la rupture de la cloison recto-vaginale.

Vulve. — A son tour, le détroit vulvaire peut favoriser ou même produire une rupture recto-vaginale. Nous avons déjà vu que le rétrécissement de ce détroit par une cicatrice étendue, ou par le vaginisme, pouvait être incriminé dans certaines observations. L'orientation de quelques vulves fortement dirigées en avant, devient aussi une circonstance en faveur de la déchirure de la portion postéro-inférieure du vagin, car cette conformation met obstacle à l'engagement et à la déflexion de la tête.

Ces diverses causes agissent toutes d'une façon analogue. « Pendant les contractions qui précèdent et accompa-« gnent l'engagement de l'extrémité céphalique au détroit « inférieur, la cloison recto-vaginale fait saillie à travers « l'anus entr'ouvert et dilaté ; si, dans ce moment du tra-« vail, les contractions utérines étant trop énergiques, « l'orifice vulvaire et le périnée résistent à la dilatation, « la tête peut déterminer une rupture de la partie infé-« rieure de la cloison et passer même dans le rectum. » (Laforgue).

Organes voisins du vagin. — *Trompe et ovaire.* — On trouve mentionné dans quelques auteurs que des tumeurs de moyen volume de l'ovaire ou de la trompe, peuvent tomber dans le cul-de-sac de Douglas, s'y fixer, et faire dans le vagin, en arrière ou sur les côtés du col utérin, une saillie qui pourra gêner l'engagement de la tête et agir comme le rétrécissement du détroit supérieur.

Rectum. — Quelques affections rectales favorisent aussi l'éclatement de la cloison recto-vaginale. Les deux plus importantes sont, ici, le cancer localisé sur la partie antérieure de ce conduit, et la syphilis ano-rectale. La friabilité, l'inextensibilité du tissu néoplasique, rendent suffisamment compte de la possibilité d'une rupture en pareil cas. Et néanmoins, au cours de nos recherches bibliographiques, nous avons rencontré plusieurs observations de couches très simples, chez des femmes dont la cloison recto-vaginale était déjà partiellement infiltrée par le néoplasme.

En cas de syphilome ano-rectal, l'accouchement n'est pas moins à redouter. On sait depuis longtemps, et Février a particulièrement insisté sur ce point dans sa thèse, (Des fistules dans le rétrécissement du rectum. th. Paris, 1877), que le rétrécissement rectal, par la dilatation qu'il provoque au-dessus de l'obstacle, par l'amincissement ou l'ulcération des parois du rectum qui en sont la conséquence, deviennent souvent la cause de communications anormales spontanées avec le vagin. Dès lors, rien de plus naturel que la distension produite par le passage de la tête, détermine en ce point une rupture recto-vaginale. Il se pourrait même qu'en pareil cas l'accumulation de matières fécales dures, dans un rectum qu'un lavement donné avant l'accouchement n'aurait point nettoyé, occasionnât cette rupture avant le passage du pôle fœtal. En effet, ne voit-on pas dans la deuxième observation publiée par Mme Boivin (Traité pratique des maladies de l'utérus, p, 665), qu'une femme habituellement constipée, un jour qu'elle se livrait à de violents efforts pour aller à la garde-robe, éprouva tout à coup une sensation de déchirement dans le rectum, accompagnée de la sortie par le vagin d'une grande quantité de matières stercorales dures et très noires.

Bassin osseux. — Une cause fréquemment invoquée pour expliquer les ruptures qui nous occupent, et qu'on retrouve dans bon nombre d'observations jointes à ce travail, c'est le rétrécissement du détroit supérieur. Quand la déchirure se produit, elle siège presque toujours dans le cul-de-sac postérieur du vagin; et c'est ici surtout que se produit le passage de l'enfant dans la cavité péritonéale de la mère. Le bassin trop étroit doit parfois être incriminé, parce que, opposant un obstacle à l'accouchement, il crée une dystocie qui nécessite des manœuvres obstétricales avec lesquelles beaucoup de médecins sont loin d'être familiarisés. Un autre mécanisme, signalé déjà par les premiers auteurs qui ont fixé leur attention sur ce point, est le suivant : si la tête de l'enfant se trouve bloquée sur le détroit supérieur, ou tout au moins retenue dans l'excavation pelvienne où elle est incomplètement descendue, l'utérus continue d'agir. Le col abandonne quelquefois complètement la tête fœtale, si bien que l'orifice cervical répond au cou de l'enfant. Par suite, le vagin, subissant une pression active, proportionnée à l'énergie des contractions utérines, n'oppose qu'une résistance passive, progressivement affaiblie par l'élongation et la distension latérale auxquelles il se trouve soumis. Si la tête fortement bloquée comprime et retient, pendant la contraction, le vagin au niveau du détroit supérieur, il en résulte que le champ d'extension de ce conduit se trouve borné, d'où une rupture plus imminente de ses parois. Dans les deux cas, ce que Baudelocque disait au sujet des ruptures utérines, on peut l'appliquer à celles du vagin :

« L'enfant, pressé par l'action de la matrice, s'en échappe toujours par l'endroit le plus faible et qui oppose le moins de résistance. S'il sort le plus constamment par l'orifice, conformément au vœu de la nature, quelquefois aussi, quoique très rarement, il s'ouvre une autre voie à travers le tissu mince de la matrice (ici du vagin), et il passe dans la cavité abdominale, d'où il ne peut sortir si l'art ne vient promptement à son secours. » (L'Art des accouchements, t. II, p. 531).

Traitant de cet accident, Hugenberger, après avoir remarqué qu'il survient presque toujours chez les femmes à bassin rétréci, note les faits suivants. Si le col n'est qu'imparfaitement dilaté, c'est lui qui subit la pression de la tête contre les parois pelviennes, et qui se rompt circulairement (voir : Eury. Thèse, Paris, 1872). Si la dilatation est complète, c'est le vagin qui supporte l'effort et se détache sur une étendue plus ou moins considérable. Hugenberger rapporte même un cas personnel de séparation complète du vagin et de la matrice avec guérison de la femme.

Épines osseuses du bassin. — Les crètes osseuses, les saillies anormales que présentent certains bassins sont, à l'égard des ruptures que nous étudions, des causes dont le mécanisme, facile à concevoir, se passe de longs commentaires. Leur importance est heureusement diminuée par la rareté même de ces bassins. Hofmeier a rapporté l'observation d'une femme qui, à la suite de son premier accouchement, eut une fistule vésico-vaginale opérée et guérie plus tard, ainsi qu'une déchirure de l'espace de Douglas qui passa inaperçue, et ne fut reconnue que sur la pièce anatomique par les cicatrices qu'elle avait laissées. Cette femme mourut lors de sa deuxième grossesse, et l'auteur put observer que l'arète tranchante siégeait au niveau du promontoire. Elle prenait naissance au-dessous de l'articulation sacro-vertébrale, sur le corps de la première vertèbre sacrée et se dirigeait vers la symphyse, formant ainsi dans la cavité du bassin une saillie à bords aigus. Il en résultait, pour le détroit supérieur, une configuration en cœur de carte à jouer. Le diamètre conjugué vrai, mesurait 7,6 centimètres. Il n'y avait pas trace de rachitisme (1). Dans ce cas particulier, il n'est point très facile de décider s'il s'agit d'une déchirure produite lors du passage de l'enfant, ou d'une eschare due à la compression exercée par la tète ; l'observation n'en reste pas moins très importante.

Nous rapprocherons de ces crètes osseues, certains coccyx peu mobiles dont la pointe regarde plus ou moins en avant. Nous n'avons point rencontré d'observation où

(1) Zeitschrift fur Geburtshülfe und Gynækologie. Band X, Helft 1. — 1884.

cette cause fût invoquée. Ce que nous avons observé chez une femme accouchée par nous durant notre année d'internat à la Maternité de l'hôpital Beaujon, nous permet d'expliquer le rôle que peut jouer cette pièce osseuse.

H... primipare, 25 ans, entre en travail le 6 avril 1897, à trois heures du matin. La dilatation se fait régulièrement et l'on peut facilement diagnostiquer une présentation du siège décomplété mode des fesses en SIGA. Les contractions utérines sont peu énergiques. Dès que le siège apparait à la vulve, un doigt mis en crochet dans l'aine du fœtus exerce des tractions qui amènent rapidement le dégagement des fesses et du tronc. Enfin, on termine l'accouchement par la manœuvre de Mauriceau. Enfant du poids de 2940 gr., né étonné, mais ranimé. L'extraction de la tête présenta quelque difficulté et obligea à déployer plus de force qu'il n'en faut d'habitude en pareil cas. Pendant que nous procédions au nettoyage du conduit vaginal, notre doigt rencontra sur la partie postérieure du vagin, vers la ligne médiane, une déchirure verticale de trois à quatre centimètres, n'intéressant point le rectum. Située en regard du coccyx, elle correspondait sensiblement au bord droit de ce dernier. Quatre points de suture, enlevés au septième jour, amenèrent une guérison parfaite. Cette solution de continuité qui n'alla point jusqu'à la perforation de la cloison recto-vaginale constitue, à notre avis, le premier degré de ce genre de lésion.

Il nous reste à dire un mot d'une opinion de Coffinières, reprise par Dupuy, dans sa thèse en 1822, concernant le rôle des bassins trop larges dans la pathogénie des ruptures vaginales. « Une trop grande dimension des diamètres

du bassin, dit ce dernier, en facilitant la sortie brusque
de l'enfant, occasionnera la rupture du vagin, de même
qu'une dimension trop petite produira le même accident,
si les douleurs sont tellement rapprochées que le vagin
soit obligé de subir une dilatation extraordinaire. » Ce que
nous avons déjà dit des contractions utérines trop violentes nous dispense d'entrer dans plus de détails.

Causes fœtales. — Nous en avons fini avec les causes
d'origine maternelle ; examinons rapidement celles qui
tiennent au fœtus. Une exagération dans le volume du pôle
fœtal qui se présente, telle est la grande cause qui inter-
vient dans la production de certaines ruptures postérieures.

Cet excès de volume peut être réel et permanent ; c'est
le cas pour les têtes hydrocéphales, et les observations
VII et VIII confirment ce fait. De même, la tête des garçons
étant généralement plus grosse que celle des filles, il
semble qu'on devrait trouver, dans les observations de
ruptures vaginales, plus d'enfants mâles que d'autres ;
mais, outre que le sexe de l'enfant est rarement indiqué
dans les relations imprimées, la statistique des cas où
l'on retrouve cette mention, ne permet de rien conclure.

Il arrive souvent que la disproportion créée entre la
tête fœtale et la filière génitale est purement accidentelle
et tient à la position défectueuse de la partie fœtale qui se
présente. A propos de l'observation XLIV, Laforgue ajoute
les considérations suivantes : « Quelle est la cause de cet
arrêt, chez une femme bien conformée, et qui avait accou-
ché naturellement deux ans auparavant ? Le volume de

l'enfant, pas plus que la résistance des parties externes de la génération ne peuvent expliquer la difficulté d'expulsion dans les circonstances où elle s'est produite. A défaut de renseignements, je suis porté à admettre que cette difficulté est due à la position de la tête du fœtus qui devait être en occipito-postérieure. Le mouvement de rotation ne s'étant pas exécuté, la tête a dû s'engager au détroit inférieur, l'occiput dirigé directement en arrière. Dans cette position, l'accouchement naturel est laborieux, difficile et souvent impossible. La compression exercée par l'occipital sur la partie inférieure de la cloison recto-vaginale, jointe aux pressions réitérées faites sur le même point, à travers le rectum, par les doigts de la sage-femme, donne une explication plausible d'une perforation limitée à un point circonscrit de la cloison ».

Un fait analogue se produit lorsque, pour une raison quelconque, la tête subit un mouvement de déflexion anticipée. Nous avons signalé ce mécanisme à propos du vaginisme nous n'y reviendrons pas.

Il peut encore exister des cas où des esquilles osseuses, des crêtes vives peuvent traverser les téguments crâniens, et couper ainsi les parois vaginales pendant la progression fœtale. L'observation XXVIII en est une preuve manifeste.

Nous en avons fini avec l'ensemble des causes qui à elles seules suffisent à produire et à expliquer tout un groupe de ruptures vaginales — les ruptures spontanées. Les développements dans lesquels nous sommes entrés à leur sujet nous permettront d'être beaucoup plus bref sur l'étiologie des ruptures provoquées. Il arrive en effet que ces dernières soient elles-mêmes préparées ou aidées par la coexistence de telle ou telle cause, dont nous venons d'étudier le mécanisme.

Causes chirurgicales. — Malgré leur rareté, et nonobstant l'opinion émise par M. Budin, dans sa thèse d'agrégation, nous croyons à l'existence des ruptures spontanées, et nous en donnons quelques observations. Il n'en est pas moins vrai que ces désordres constituent l'exception, en regard des observations où il convient d'incriminer les interventions faites par les personnes qui ont assisté les femmes durant leurs couches. Il faut néanmoins ne rien exagérer, et ne pas croire que toute rupture survenue au cours d'une manœuvre obstétricale doive fatalement être mise sur le compte de l'accoucheur. Les plus habiles ont vu l'accident se produire entre leurs mains (Observations 27, 32, 42), quand la vitalité des tissus maternels se trouvait altérée, comme on l'observe, par exemple, après une durée exagérée du travail. Cette réserve faite, il faut reconnaître que l'accident est dû le plus souvent à l'application même de l'instrument. La main seule peut produire la même lésion, dans la version, la délivrance artificielle, etc.

Instruments. — « Les lésions produites par des instruments conduits par des mains ignorantes se remarquent presque toujours en arrière. Cela tient à la direction de l'axe du détroit inférieur, dans laquelle ces instruments sont toujours poussés alors (1) ». Le plus fréquemment

(1) Mme Lachapelle. Pratique des accouchements, t. 1, p. 443.

employé, et par suite l'instrument qui devient aussi le plus dangereux, c'est le forceps. Dans toute application, directe ou oblique, les cuillères sont introduites à travers le seul espace libre, ménagé entre la tête et les parties molles qui recouvrent les échancrures sacro-sciatiques. Ce fait explique pourquoi la déchirure du cul-de-sac postérieur, se produit surtout pendant la mise en place de l'instrument. Poussée sans discernement et sans que la main introduite dans le vagin ait senti et protégé la lèvre postérieure du col, l'extrémité des cuillères s'insinue alors entre la paroi vaginale et le col, et peut pénétrer ainsi dans l'abdomen de la mère. Un dictionnaire médical de 1821, nous apprend que M. Champion a vu le vagin déchiré par la maladresse d'un accoucheur qui, voulant appliquer le forceps sur la tête de l'enfant placé en travers, au-dessus du détroit postérieur, poussa devant lui la paroi postérieure du vagin et enfonça l'instrument dans l'abdomen. La femme succomba. D'autres exemples ont été rapportés, nous nous bornerons à cette citation. Une fois placé, le forceps peut déraper durant les tractions et labourer profondément les tissus maternels. S'il s'agit alors d'une application directe, les sillons sont symétriquement placés de chaque côté de la colonne postérieure du vagin, et n'intéressent point le rectum ; au contraire, si l'application est oblique, il peut arriver que le rectum soit sectionné en même temps que la paroi vaginale.

L'augmentation du volume de la partie fœtale, qu'il produit en s'ajoutant à elle ; l'expulsion plus rapide du fœtus à travers un conduit qui n'a pas eu le temps de se laisser distendre ; les prises irrégulières qui rendent imparfaite la coaptation des cuillères, sont autant de dangers inhérents à l'application du forceps. Ce danger augmente encore si l'on saisit une tête mal fléchie, ou si, au cours d'une prise irrégulière, cet accident se produit. Enfin, le résultat est le même si on redresse le forceps avant d'avoir fortement engagé l'occiput : outre l'excès de distension vaginale que produit la sortie d'une tête défléchie avant l'heure, il arrive parfois que dans ce mouvement, l'extrémité des cuillères déborde en arrière le pôle fœtal.

Mal appliqué, le basiotribe peut par le même mécanisme que le forceps, produire des lésions analogues. Nous n'insisterons pas.

Le crochet, dont l'emploi fut jadis si répandu, produisit parfois le même accident, en pénétrant par son extrémité dans les tissus maternels et les dilacérant lors des tractions.

L'introduction seule de la main, a pu ouvrir le cul-de-sac postérieur, dans les cas où la compression avait atteint la vitalité des tissus maternels. Le fait a été surtout noté à propos de la version et des délivrances artificielles. Mais, comme pour le forceps, le mécanisme des ruptures survenues pendant la version, n'est pas unique. A côté de la surdistension vaginale liée à l'introduction de la main se rangent les ruptures attribuées par Giraud aux tractions trop énergiques, exercées sur le pied saisi ; les désinsertions vaginales dues à la négligence du médecin qui n'a point, d'une main, soutenu le fond de l'utérus, pendant qu'il engageait l'autre main dans la cavité de l'organe. Il faut y joindre celles qui tiennent aux efforts tentés pour faire rentrer dans la matrice quelque partie du fœtus qui en a franchi le col. C'est pour n'avoir pas su que ce viscère, une fois revenu sur lui-même, ne saurait se prêter à une dilatation suffisante pour admettre dans sa cavité le corps dont il s'est débarrassé, que d'ignorants accoucheurs ont donné la mort à un certain nombre de femmes. Les observations publiées dans le mémoire de Coffinières en font foi.

Une cause de perforation recto-vaginale, signalée jadis par Danyau, et qu'il n'est pas inutile de rappeler aux praticiens, c'est la manière défectueuse de soutenir le périnée. Quand une tête volumineuse est descendue sur le plancher du périnée, et que les parties externes de la génération offrent de la résistance, si l'accoucheur, dans le but de maintenir le périnée et de prévenir sa rupture, exerce avec la main une pression trop violente sur cette partie, la portion inférieure de la cloison recto-vaginale distendue outre mesure, se rompt sans qu'on s'en aperçoive. Il convient seulement de chercher à soutenir le périnée sans le refouler avec force.

Les touchers répétés, les tentatives de dilatation vulvaire et autres manœuvres destinées à aider la sortie de la tête, sont le plus souvent inutiles et généralement deviennent dangereux. Baudelocque les proscrivait en ces termes : « Il ne convient pas d'insinuer les mains de chaque côté de la tête pour la saisir, ni d'introduire plusieurs doigts dans l'anus de la femme pour la presser d'arrière en avant et la contraindre de sortir ».

Il n'est pas jusqu'aux injections trop fréquemment renouvelées au cours du travail qui, en entraînant les mucosités vaginales, et gênant ainsi le glissement de la tête fœtale, ne puissent concourir à produire une rupture. En pareil cas, suivant l'expression de Freund (Die Verletzungen der Scheide und des dammes), le vagin « se moule comme un tricot sur la tête » : la muqueuse s'applique si intimement sur sa surface, qu'au lieu de glisser sur elle, elle est entraînée et décollée dans une étendue plus ou moins considérable.

Il nous reste maintenant à dire un mot sur la fréquence de l'accident que nous étudions. Sur ce point l'avis des auteurs est assez différent.

Dans son Mémoire, Laforgue assure, et nous partageons son opinion, que les cas de rupture de la cloison rectovaginale sans déchirure du périnée, sont rares.

Hugenberger, dans un article que nous avons déjà mentionné, à propos de l'arrachement total ou partiel du vagin à son insertion utérine, trouve cette complication fort rare durant le travail. Il dit n'avoir trouvé dans la littérature médicale que 39 cas, dont 29 se sont terminés par la mort.

Au contraire, Dubois estime que les ruptures de la partie supérieure du vagin sont assez fréquentes, mais qu'on a rapporté plusieurs fois ce genre de lésion à la matrice, alors que le vagin était seul en cause. C'est également l'opinion d'un médecin anglais, William Goldon, contemporain de Dubois (*Dictionnaire Médical*, 1821).

Citons encore l'opinion de Hofmeier. Pour ce dernier, la perforation de l'espace de Douglas serait plus fréquente qu'on ne pense généralement. Mais elle resterait le plus souvent inaperçue, et ne se traduirait par aucun phénomène, par suite de l'adhérence qui s'établit promptement entre les feuillets du péritoine. Cette opinion nous semble fortement exagérée. Coffinières, Devillez regardent comme très fréquentes les ruptures produites par des instruments mal dirigés. « L'Hôpital de la Clinique, écrit ce dernier auteur, en fournit de nombreux exemples : bien des femmes viennent y mourir, dont le vagin a été maladroitement labouré en ville par les instruments d'obstétrique ». De nos jours, ces cas malheureux, nous semblent plus rares.

Néanmoins pour clore la longue énumération des causes maternelles, fœtales et chirurgicales qui peuvent donner lieu, mais d'une façon non exclusive, à des ruptures perforantes de la paroi postérieure du vagin, nous ne pourrions mieux faire que de transcrire les paroles suivantes de Péreira et Lasserre : « La plupart des auteurs qui se sont occupés d'accouchement, mettent sur le compte de manœuvres imprudentes et maladroites, de nombreuses déchirures de l'utérus et du vagin, le plus souvent mortelles ; et en voyant tant de cas malheureux, suite d'une précipitation intempestive, on ne saurait proclamer trop haut qu'il faut abandonner l'accouchement aux seuls efforts de la nature, toutes les fois qu'aucune circonstance ne réclame pas impérieusement le secours de l'art ». (*Archives générales de Médecine* 1843).

Bien avant eux, Morgagni dans sa XLVIIIe lettre, montrait que tout est disposé insensiblement pour la plus grande facilité de l'accouchement, et blâmait énergiquement les accoucheurs qui veulent, mal à propos, se substituer à la nature. Ces conseils sont restés d'actualité.

ANATOMIE PATHOLOGIQUE

Ce chapitre ne saurait présenter de grands développements, aussi nous nous bornerons à quelques considérations générales.

Et d'abord, un mot sur les points où l'on observe le plus fréquemment la déchirure de la paroi postérieure du vagin.

L'accident peut se produire à tous les étages de la paroi vaginale, mais on l'observe surtout aux deux extrémités.

D'après une statistique de Mondière, huit fois sur douze cas, il siégeait en haut et en arrière de ce conduit. Lorsque la lésion se rattache à des manœuvres maladroites, elle occupe en général la portion supérieure de l'organe. Mme Lachapelle avait déja noté ce fait. « Cela tient, disait-elle, à la direction de l'axe du détroit inférieur, dans laquelle ces instruments sont toujours poussés. » Au-dessous, les déchirures sont souvent amenées par le passage de la tête. Une remarque à faire, c'est qu'on peut poser en principe que les ruptures postérieures du vagin sont toujours situées sur un des côtés de la colonne correspondante. Il est absolument exceptionnel de trouver ces lésions sur la ligne médiane. Encore, dans ce cas, s'agit-il toujours d'une action directe, telle que celle de la cuillère d'un forceps ou de la branche d'un céphalotribe.

La direction de ces solutions de continuité n'est pas moins variable que leur siège. Au niveau du cul-de-sac postérieur, elles sont surtout transversales ou obliques. Au voisinage de la vulve elles sont encore fréquemment transversales. Entre ces deux points la direction longitudinale prédomine.

Leurs dimensions sont comprises entre des limites très étendues. Ainsi Hugenberger parle d'une femme dont l'utérus était entièrement séparé du vagin, et qui guérit. Velpeau a vu deux malades, chez lesquelles cette division était presque complète. Lorsque l'enfant passe dans l'abdomen de la mère à travers les lèvres de cette plaie, on comprend que cette dernière devra être très large. Même remarque pour les cas où le fœtus apparaît au niveau de l'anus entr'ouvert. Par contre, dans l'Observation XXVIII on voit que la perforation n'avait que de très faibles dimensions : trois millimètres du côté du péritoine.

La forme de ces déchirures est soumise à des variations non moins considérables. Dans un cas donné, les bords de la plaie offriront une section nette ; ailleurs ils seront déchiquetés, décollés. Dans tous les cas, la faible contractilité des parois vaginales explique pourquoi, durant longtemps, on trouve les bords de la plaie béants et écartés.

Quant au point sur lequel a porté la solution de continuité, il est, tantôt situé en plein tissu sain (enfoncement du cul-de-sac par le forceps) ; tantôt au milieu d'un tissu à vitalité plus ou moins altérée par l'ischémie résultant de la compression ou dela distension de ses fibres et cellules constitutives. Au voisinage de la plaie, on peut encore observer un glissement de la muqueuse, des décollements parfois très étendus dans lesquels le sang viendra s'accumuler.

Nous n'avons rien à dire des vieilles lésions vaginales (cicatrices, ulcérations, etc.) auxquelles se rattachent certaines de ces ruptures.

Notons enfin, que d'autres lésions peuvent se surajouter à celles qui nous occupent. Il n'est point rare en effet d'observer, sur la paroi antérieure, des désordres similaires : arrachements du vagin au niveau du cul-de-sac antérieur, ruptures vésicales ou uréthrales, eschares aboutissant à des perforations secondaires, des hémorrhagies, des abcès, etc. Quand le péritoine est ouvert, il est fréquent de voir une inflammation de cette séreuse venir compliquer encore une situation déjà fort critique.

Mais ce sont là des accidents qui ont leur place marquée au chapitre des complications.

SIGNES

—

La rupture vaginale postérieure survenant au cours de l'accouchement n'a point une symptomatologie qui, dans tous les cas, en impose au clinicien. Aussi avons-nous vu Hofmeier émettre cette opinion, que nombre de fois l'ouverture du cul-de-sac postérieur passe inaperçue : la guérison se produisant par l'accollement précoce et localisé des feuillets séreux, sans réaction péritonéale apparente. En pareil cas l'autopsie pourrait seule déceler les traces de cette lésion.

Sans aller aussi loin, il faut reconnaître qu'il est des cas où le hasard préside à la découverte de cet accident. Le travail avance très lentement, mais la femme n'a rien éprouvé d'anormal, lorsque l'accoucheur, en pratiquant le toucher pour déceler la cause de ces retards, trouve dans le vagin une anse intestinale passée à travers une déchirure vaginale.

Ces faits restent exceptionnels. En général, les signes révélateurs sont assez manifestes pour qu'un médecin avisé ne s'y méprenne point. En lisant l'observation XXVII, on a peine à comprendre l'entêtement de Pouteau et de ses collègues en présence du cas qu'ils relatent.

Dans notre description nous distinguerons :

1° Des signes qui peuvent appartenir à toute rupture, quelle que soit la hauteur.

2° Et des signes propres, les uns aux ruptures supérieures, les autres aux ruptures inférieures.

Signes communs. — Une sensation douloureuse à caractères un peu spéciaux préside à la production de toute déchirure vaginale. Son intensité est moindre que celle des ruptures utérines. Suivant la judicieuse remarque de Duparcque, cela dépend du peu d'épaisseur que présentent les parois vaginales, surtout à leur insertion au col de l'utérus, de l'engourdissement qui doit résulter de leur extension outrée, prémonitoire de l'événement, ou de la compression à laquelle elles ont été soumises. Dans son Traité des Accouchements, Burns cite une observation du Dr Ross, où, bien que l'enfant, grâce à une déchirure vaginale, s'échappât dans la cavité abdominale, et quoique l'on constatât la nature de l'accident, on ne vit se produire ni hémorrhagie, ni évanouissement, ni aucun symptôme fâcheux.

Personnellement, nous avons pu observer une femme qui, entrée au quatrième ou cinquième jour de ses couches, à la Maternité de Beaujon, avec des accidents péritonéaux graves, fut trouvée à notre examen atteinte d'une perforation vaginale intéressant le col utérin. Soigneusement interrogée sur ses sensations pendant l'accouchement, cette femme, qui en était à sa huitième grossesse, nous déclara n'avoir rien éprouvé qu'elle n'eût ressenti dans ses couches précédentes.

Inutile de dire qu'une femme anesthésiée pour une version, une application de forceps ou de basiotribe, ne sau‑rait renseigner sur ce point si l'accident s'est produit durant ces manœuvres.

Mais en dehors de ces rares cas, la douleur est aiguë, et accompagnée d'une sensation d'éclatement qui fait dire à la malade que « son ventre s'ouvre, qu'on lui déchire les entrailles » etc. Qu'elle se montre au cours d'une manœu‑vre obstétricale, ou simplement durant un violent effort d'expulsion, toujours elle est nettement différenciée par la malade, de celle qui se lie à la contraction utérine dont elle n'a nullement les caractères de crampe, de colique, ou d'endolorissement lombaire. Elle est subite dans son apparition, et reste en général unique malgré l'existence de contractions utérines consécutives, ce qui permet aux femmes d'indiquer l'instant précis où elles l'ont éprouvée. De même, tandis que la rupture utérine est rapidement suivie d'une diminution notable dans la force des con‑tractions douloureuses de l'organe, ici l'utérus conserve son énergie jusqu'à ce que l'enfant soit expulsé au dehors, ou passé dans l'abdomen.

L'hémorrhagie est encore un signe commun aux diver‑ses ruptures vaginales. Il semble que si la lésion se limi‑tait aux parois de l'organe, leur faible vascularité les exposerait peu aux hémorrhagies ; mais quand elle pénètre jusqu'au péritoine, les vaisseaux qui longent les côtés du cul-de-sac et abordent les parties latérales de l'utérus, peuvent se trouver lésés. Il en résulte une hémorrhagie aussi abondante que si la déchirure siégeait au col même de la matrice. L'écoulement sanguin se fait ordinairement au dehors, à travers la vulve. Dans quelques cas exceptionnels, l'épanchement a lieu dans la cavité péritonéale, comme en fait foi l'Observation I. Dans les ruptures des parties moyenne et inférieure du vagin, le sang peut sortir à la fois par la vulve et par l'anus.

Enfin, l'exploration directe permet de reconnaître la déchirure vaginale en quelque point qu'elle siège. Quand dans les rétrécissements du détroit supérieur, les contractions utérines ont fortement attiré le vagin en haut, le toucher digital simple peut ne pas atteindre les lèvres de la plaie ; il faut alors introduire la main dans le vagin. Mais, en pareil cas, la plus grande prudence est nécessaire afin de ne pas exagérer la rupture si elle existe, et ne pas la créer si elle n'est pas encore produite. En outre, comme c'est le moyen d'acquérir une certitude absolue, et qu'il est de la dernière importance pour la conduite à tenir tant vis-à-vis de l'enfant qu'à l'égard de la mère, d'être exactement renseigné sur l'existence, le siège, et l'étendue de la déchirure, il convient de procéder à cet examen avec une grande minutie. Le médecin soucieux de sa réputation et conscient de sa responsabilité, ne devra jamais négliger cette exploration quand, appelé auprès d'une femme, il apprendra que des manœuvres obstétricales ont été déjà tentées avant son arrivée.

Signes particuliers des ruptures supérieures. — Voyons maintenant les signes particuliers qu'on observe dans les déchirures de l'extrémité supérieure du vagin.

D'après Duparcque, les particularités remarquables que Crantz indique comme signes précurseurs des ruptures

utérines, forment le tableau le plus pittoresque et le plus
vrai des phénomènes prémonitoires des ruptures du fond
du vagin.

« Quand une femme, dit Crantz, est menacée d'une rupture de la matrice dans un accouchement laborieux, elle a
le ventre fort élevé et tendu, le vagin retiré et l'orifice de
la matrice très haut ; les douleurs sont fortes, laissent peu
d'intervalles et sont sans effet ».

Dès que la lésion est créée, on peut observer les divers
signes suivants :

C'est la migration à travers la plaie, du fœtus dans l'abdomen, qui est la caractéristique de ces déchirures. En
effet, quand, malgré la déchirure par laquelle la contraction utérine le sollicite à passer, le fœtus reste dans la
filière génitale, les signes restent tels que nous les avons
déjà décrits.

Si le fœtus est partiellement engagé dans la déchirure,
l'exploration vaginale le fait reconnaître assez facilement,
bien qu'il y ait des cas fort épineux, lorsque par exemple,
c'est le siège du fœtus qui vient se placer devant la déchirure.

Mais où le tableau clinique devient net, c'est lorsque
l'enfant est entièrement passé dans le ventre de la mère.

En pareil cas, on observe aussitôt un trouble général
de l'organisme, un état syncopal avec pâleur des téguments, accélération du pouls, altération des traits, etc.
Ces accidents qui rappellent assez bien ceux des grandes
hémorrhagies internes, sont ici rarement liés à cette cause.
Le collapsus observé dérive de la perturbation profonde

que porte, dans l'innervation générale, la violence et la brusquerie de la douleur avec l'effroi qui s'empare alors des malades.

En même temps apparaissent quelques troubles locaux. C'est ainsi que certaines femmes se plaignent aussitôt d'un violent mouvement d'entrailles ; mais le calme se fait bientôt par la mort du fœtus.

Dans des cas où les pieds du fœtus étaient venus se loger dans le voisinage du foie, on a noté de vives douleurs épigastriques.

Enfin, il est des femmes qui, au moment où elles se retournaient sur le côté, éprouvaient la sensation d'un corps flottant dans l'abdomen et, soumis, malgré le paquet intestinal, aux lois de la pesanteur.

D'autres signes plus constants se manifestent encore. En dehors de faits très rares (Obser. XXI), on s'aperçoit facilement que l'aspect du ventre n'est pas le même qu'avant la déchirure. On trouve ordinairement l'hypogastre affaissé, tandis qu'au-dessus existe une tumeur soulevant fortement les téguments, suivant un des diamètres obliques du bassin. Si l'on ne voit la femme qu'un certain temps après l'accident, il est assez fréquent, d'après M. Clintock qui, le premier, en 1866, a attiré l'attention sur ce signe, d'observer un emphysème sus-pubien qui n'existe pas dans les ruptures utérines.

De plus, on est frappé de la facilité avec laquelle la palpation révèle les détails du fœtus. Mais en cas d'obésité, presque toute la valeur de ce signe se trouve perdue ; de même il faut se rappeler qu'il est des multipares où l'exploration fœtale par le palper abdominal est d'une extrême netteté, en dehors de toute rupture.

Quelques minutes après l'accident, l'auscultation ne révèle plus l'existence de battements cardiaques : l'enfant est mort. L'utérus ainsi vidé se contracte, décolle le placenta et supprime tout apport sanguin au fœtus.

Quelle que soit l'importance de ces signes, l'interprétation en demeurerait obscure, si le toucher vaginal n'était point pratiqué. En effet, la symptomatologie est la même, qu'il s'agisse d'une déchirure vaginale ou d'une rupture utérine, dès que l'enfant est passé dans la cavité abdominale. Seul le toucher permet de différencier nettement ces deux accidents. Les notions recueillies par ce moyen d'exploration se ressentent naturellement de l'état plus ou moins avancé de la migration fœtale à travers la solution de continuité. Le passage peut se faire, tantôt avec une grande rapidité, et tantôt au contraire, mettre un temps variable pour s'accomplir. De même, c'est parfois le pôle de présentation qui s'engage le premier dans l'ouverture ainsi créée. Dans d'autres cas, c'est le pôle opposé. On comprend facilement que les perceptions recueillies par le toucher seront différentes dans ces diverses conjonctures. Si la tête reste bloquée au détroit supérieur, l'exploration pourra n'offrir d'abord que des renseignements très vagues ; puis, si à travers la plaie elle glisse dans l'une ou l'autre fosse iliaque, le doigt en sera aisément averti par les sensations différentes offertes par la partie fœtale qui vient occuper le centre de la nouvelle présentation (cou, épaule, etc.).

Lorsqu'enfin l'utérus s'est entièrement débarrassé du

fœtus, la main rencontre généralement une anse intestinale prolabée dans le vagin, puis elle pénètre dans une vaste cavité où ses divers mouvements sont à l'aise. Elle reconnaît aussitôt le paquet intestinal qui entoure le fœtus; en même temps, elle trouve en avant une tumeur régulière et dure qui n'est autre que l'utérus débarrassé ou non du placenta, mais contracté et revenu sur lui-même. Un peu d'attention suffit pour ne pas le confondre avec une partie fœtale, tête ou siège. Quant à la solution de continuité, l'explorateur a bientôt fait de reconnaître que ses lèvres sont molles et n'enserrent nullement la main pendant les contractions utérines, contrairement à ce qui se produit lors des ruptures de ce dernier organe.

Tel est l'ensemble typique des signes qui accompagnent la production des ruptures du fond du vagin à sa partie postérieure.

Quant aux signes qui appartiennent en propre aux déchirures de la partie inférieure de la cloison recto-vaginale, on peut dire qu'en général ils forcent le diagnostic. On ne saurait, en effet, se méprendre sur la signification des phénomènes suivants.

Lorsqu'un pied, une main apparaissent à l'anus, il est évident que la cloison est déchirée. Même chose si, pendant un effort d'expulsion, du gaz ou des matières fécales s'échappent par le vagin. Un écoulement sanguin se produisant par l'anus doit éveiller l'attention, mais ne permet pas de conclure aussitôt à l'existence d'une rupture; ce fait a besoin d'être corroboré par l'exploration digitale du vagin et du rectum.

Les cas ne seraient pourtant pas très rares où la lésion

n'a été trouvée qu'accidentellement, par exemple pendant la toilette vulvo-vaginale qu'on fait après l'accouchement. Parfois même, elle a pu passer inaperçue durant deux ou trois jours. C'est souvent la garde-malade qui, alors, découvre l'accident. Occupée à donner un lavement elle voit avec effroi ce dernier ressortir par la vulve. Le spéculum, les lavements colorés, sont des moyens très utiles pour découvrir la déchirure, vérifier son siège, son étendue.

Nous ne disons rien, ici, des complications qui viennent parfois ajouter leur symptomatologie à celle des déchirures postérieures (fistules vésicales et urétrales, thrombus, éraillures du périnée, etc.) — Nous les retrouverons bientôt.

DIAGNOSTIC

Les détails dans lesquels nous venons d'entrer nous permettront d'être bref sur le chapitre du diagnostic.

Une douleur subite, continue, différant par son caractère de celle du travail et siégeant principalement vers la région pubienne, doit faire redouter au médecin la possibilité d'une rupture vers la partie supérieure du vagin. L'altération subite du visage, la fréquence du pouls, la sensation d'un corps pesant dans l'abdomen, un écoulement de sang par la vulve, une faiblesse et une prostration dont on ne peut trouver l'explication ailleurs, tels sont les signes dont le groupement plus ou moins complet doit éveiller l'attention de l'accoucheur et l'engager à pratiquer, sans retard, le toucher vaginal, pour rechercher la cause de l'irrégularité du travail.

Nous avons déjà dit que le diagnostic des ruptures inférieures s'imposait le plus souvent au médecin, nous ne reviendrons pas sur ce point.

Malheureusement, il n'est pas toujours aussi facile de reconnaître la rupture vaginale supérieure. Parfois c'est l'autopsie qui a rectifié une erreur de diagnostic, notamment dans ces cas, où, la position que l'enfant prend après son passage dans l'abdomen est telle, qu'il n'en résulte, ni la difformité, ni les inégalités du ventre, qu'on observe ordinairement dans des cas analogues (Observation XVII). On se souvient de l'erreur dans laquelle s'obstina Pouteau, et de l'opinion d'Hofmeier sur la fréquence des ruptures supérieures qui passeraient inaperçues.

Ces faits n'empêchent pas qu'on ne doive regarder comme facile le diagnostic de ce genre de lésion.

L'erreur, contre laquelle il faut surtout se tenir en garde, c'est celle qui ferait prendre une déchirure vaginale pour une rupture du corps ou surtout du col de l'utérus.

Cette confusion a surtout été faite par les anciens auteurs. Et cependant, même parmi eux, beaucoup savent faire la différence. « Ceux, dit Baudelocque, qui ont été chercher l'enfant en entrant dans l'abdomen, et qui l'ont extrait par la voie naturelle, ont pris la rupture du vagin pour celle de la matrice ; ou bien, ils ont trouvé de ces ruptures transversales, de ces plaies gangréneuses dont nous venons de parler : car la chose ne nous paraît praticable que dans ces derniers cas ».

Pour ne pas tomber dans la même erreur, on se rappellera surtout les signes suivants :

Dans la déchirure du col, le doigt promené autour de la tête, si elle bloque encore le détroit supérieur, sent une brusque interruption des bords de l'orifice utérin qui embrasse et cerne cette partie, excepté à l'endroit de la déchirure. Après l'accouchement, la rétraction utérine augmente considérablement l'épaisseur de ses bords.

Au contraire, même après la naissance de l'enfant, les

lèvres de la plaie vaginale restent molles et étroites ; elles gardent longtemps leur forme et leur étendue primitives.

L'hémorrhagie est moins abondante quand le vagin est seul en cause.

Duparcque signale, d'après Velpeau, comme signe des ruptures du col de l'utérus, le ballonnement considérable du ventre, résultant de la pénétration, dans sa cavité, de l'air qui dénature promptement les fluides avec lesquel il est en contact.

Précédemment nous avons mentionné l'emphysème sus pubien que Mac Clintock regarde comme pathognomonique d'une rupture utérine, dans les cas où on l'observe.

Enfin un signe rétrospectif, qui a son importance quand on lit les observations anciennes, a été signalé par Dubois. Se fondant sur ce que les ruptures vaginales sont moins dangereuses que les ruptures utérines, Dubois croit à une erreur de diagnostic pour la majeure partie des cas de rupture utérine suivis de guérison ; il pense que, souvent, il doit s'agir de simples lésions vaginales.

Mais, s'il faut ne pas méconnaître la rupture postérieure du vagin, quand elle existe, il convient, par contre, de ne pas l'admettre d'une façon trop hâtive. Quiconque s'est familiarisé par une longue pratique avec le palper abdominal, n'est pas sans se rappeler la facilité avec laquelle on sent, chez quelques femmes, la forme, la position, les mouvements de l'enfant à travers les parois minces et souples de l'utérus et de l'abdomen. Cette circonstance pourrait conduire à quelque méprise dans des cas de simples présomptions de rupture vaginale avec passage de l'enfant dans l'abdomen. Le toucher vaginal pratiqué avec soin, lèvera tous les doutes.

De même, parce qu'on voit du sang se faire jour à travers l'orifice anal, il ne faut pas en inférer de prime abord, qu'il s'est produit une rupture recto-vaginale, car une varice hémorrhoïdale, rompue sous les efforts d'expulsion, pourrait en être l'unique cause. Ici encore, pour trancher la difficulté, on devra recourir à l'examen digital.

Ce n'est point assez d'avoir diagnostiqué l'existence de la déchirure vaginale, on doit en outre reconnaître les complications qui ont pu survenir et que nous allons rapidement passer en revue.

COMPLICATIONS

Les complications qui, par leur présence, peuvent venir aggraver le pronostic des ruptures vaginales postérieures sont de deux ordres.

Les unes se produisent en même temps que l'accident ; les autres sont un peu plus tardives dans leur apparition.

Parmi les premières, un certain nombre nous sont déjà connues.

C'est ainsi qu'une hémorrhagie abondante devient une menace sérieuse pour la vie de la mère. Nous avons déjà dit que cet accident était tout à fait exceptionnel. Presque jamais la perte sanguine ne devient inquiétante, contrairement à ce qu'on observe dans le cas de rupture utérine. Le collapus qui se produit tient à une perturbation nerveuse. Cependant nous ferons remarquer que, dans l0'bservation I, Thibaut, au cours de l'opération césarienne, touva le fœtus plongé dans un bain de sang très liquide.

Le passage du fœtus dans l'abdomen a fixé assez longuement notre attention pour que nous nous dispensions de revenir sur ce point.

Quant à la pénétration de l'enfant dans le rectum et à sa sortie par l'anus, on ne l'a observé que tout à fait exceptionnellement ; mais grande est alors la gravité de l'accident car, la rupture s'étend en haut et en bas, créant ainsi un véritable cloaque. On voit assez souvent les ruptures recto-vaginales inférieures se compliquer de l'issue du membre fœtal par l'orifice anal, ce qui vient rendre plus difficile l'expulsion fœtale à travers les voies naturelles.

La mort de l'enfant doit être plutôt regardée comme un signe que comme une complication des ruptures du fond du vagin, tant sa fréquence est grande, sa production habituelle. L'auscultation des bruits cardiaques fœtaux donne le moyen de s'assurer du fait.

Dans les ruptures inférieures l'enfant a, d'ordinaire, longtemps séjourné au passage, aussi presque toutes les observations indiquent qu'il est né étonné, mais qu'on est parvenu à le ranimer.

Parfois, surtout quand la lésion relève d'une application malheureuse d'un instrument obstétrical, la rupture vaginale se complique d'une ou de plusieurs perforations utérines. Faite aussitôt après la sortie du fœtus, l'exploration de l'organe renseignera sur ces particularités. Souvent l'accident n'a pas été soupçonné pendant la vie et n'a été retrouvé qu'à l'autopsie.

La rupture vésico-vaginale, dans quelques observations, est décelée sans peine par l'examen digital de la paroi antérieure du vagin, par l'introduction d'une sonde métallique dans la vessie, ou l'injection, dans ce réservoir, d'un liquide coloré stérile. Mais il est fréquent de n'observer cette complication qu'à une époque plus éloignée de l'accouchement, lors de la chute d'une eschare d'étendue variable.

En revanche, la hernie intestino-vaginale est un accident de la première heure. Souvent on l'observe quand l'enfant n'est pas encore extrait ; c'est le cas, pour la plupart des observations que nous donnons. D'autres fois il ne survient qu'après la terminaison de l'accouchement. Dans tous les cas il est facile à reconnaître. On retrouve des erreurs commises.

Hergot cite le cas (Observ. XXX) d'une femme chez laquelle une anse intestinale tombée dans le vagin avait été prise pour le cordon ombilical. Non moins imprudents, d'autres médecins ont pris ces anses pour le placenta lui-même, et, voulant pratiquer une délivrance artificielle, ont arraché alors une longueur souvent considérable d'intestin. Nous en publions plusieurs observations. La plus curieuse de ces manœuvres criminelles se trouve relatée par Jones dans *The Dublin Journal* 1845 A XXXVI. p. 162 (Observ. 43). Un médecin, en voulant hâter une fausse couche, arracha l'intestin sur une longeur de 13 pieds et demi à tel point qu'à l'autopsie on ne retrouva plus que 1ᵐ 80 d'infestin grêle dans l'abdomen.

Dans l'Observation X, l'anse intestinale qui pendait hors de la vulve, fut prise pour des débris de membranes et des tractions furent exerceés sur elle pour en activer l'élimination.

Etudions maintenant les complications qu'on voit apparaître à une époque un peu plus éloignée de l'accident.

Dans cet ordre, la péritonite est ordinairement la première en date. Il s'agit presque toujours d'une inflammation généralisée présentant les caractères habituels de péritonites par perforation : frissons au début, sensibilité exquise de tout le ventre, ballonnemeut intestinal, vomissements bilieux, altération rapide des traits, petitesse du pouls, perte des forces avec hypothermie. Parfois, au bout de 2 ou 3 jours, la mort vient mettre un terme aux souffrances de la malade. Rappelons qu'on ne doit pas se laiser induire en erreur et prendre pour une péritonite l'occlusion intestinale temporaire qui se lie à l'étranglement d'une anse intestinale passée à travers la rupture vaginale.

Il est des cas où les accidents péritonéaux sont intenses, mais où la femme, en proie à des accès fébriles irréguliers suivis de sueurs profuses, a des lochies fétides. Ici, la santé générale ne tarde pas à s'altérer et les progrès de la septicémie ont promptement raison de la malade.

Nous n'avons découvert aucune observation de rupture postérieure du vagin avec passage de l'enfant dans l'abdomen et enkystement secondaire. Cet accident n'est nullement impossible, et on le trouve plusieurs fois mentionné à propos des ruptures utérines. Il se produit alors des abcès multiples, qui tantôt s'ouvrent à travers la paroi abdominale, et tantôt dans une portion du tube digestif. Ces trajets restent longtemps fistuleux et livrent passage aux débris du squelette fœtal. On cite des femmes qui ont survécu à ces interminables suppurations.

Lorsqu'il survient une hernie intestino-vaginale, on doit tenter de la réduire. Cette réduction est parfois définitive ; mais on voit des observations où plusieurs tentatives restent infructueuses. En pareil cas, il se produit assez souvent un sphacèle de la portion herniée. De rouge cendre, sa couleur devient bientôt rouge vineux, puis noirâtre : une ou plusieurs ouvertures se forment, et une débâcle de matières fécales se produit. Puis la portion sphacélée s'élimine, et dans le fond du vagin, l'anus ainsi créé verse les déjections fécales. Consulté à cette période, le médecin qui n'a pas assisté à la genèse de cette infirmité, éprouvera souvent de l'embarras pour préciser un diagnostic.

En effet, trois lésions différentes peuvent verser les matières fécales dans le vagin : une fistule recto-vaginale, une fistule antéro-vaginale et l'anus entéro-vaginal.

En introduisant par l'anus une assez grande quantité de liquide coloré, il sera facile d'observer si ce dernier revient ou non par le vagin. Ainsi se trouvera confirmée où non l'existence d'une communication du gros intestin avec le vagin. L'exploration digitale, l'examen au spéculum sont d'autres moyens qu'il faudra utiliser.

La plupart des auteurs ont attribué une grande importance aux caractères des selles. Celles qui proviennent de l'intestin grêle sont liquides, bilieuses, jaunâtres ou verdâtres, et composées en grande parties d'aliments mal digérés ; elles deviennent à peu près inodores du moment où l'élimination des tissus sphacélés est terminée. Elles ont la consistance d'une purée claire, ce qui facilite leur écoulement par la fistule, à tel point qu'il en passe très peu, ou pas du tout, dans le bout inférieur de l'intestin, et que les selles rectales sont rares, peu abondantes et même nulles dans l'anus complet. L'écoulement de ces matières n'est point continu. Il commence en moyenne deux heures après le repas, parfois une heure et demie, suivant le siège de la perforation intestinale. Le séjour dans le tube digestif n'est pas d'égale durée pour tous les aliments.

Mais il ne suffit point de savoir que l'intestin grêle est en cause. Il serait encore très utile, au point de vue du pronostic et du traitement, de pouvoir diagnostiquer si l'on a affaire à une simple fistule intestinale, siégeant sur une des parois seulement de l'intestin, ou à un anus proprement dit, dont les deux bouts s'ouvrent dans le vagin.

Les commémoratifs peuvent, en premier lieu, nous éclairer sur ce point. Si l'on a eu sous les yeux une anse étranglée, on peut être sûr de l'existence d'un anus vaginal. Cette opinion est encore très fondée, si, en l'absence d'une anse étranglée, on a constaté des phénomènes d'obstruction intestinale complète pendant plusieurs jours.

La quantité des selles qui s'écoule par les orifices, normal et anormal, peut encore servir de guide. Si toutes les matières sortent par l'orifice anormal, il s'agit évidemment d'un anus vaginal complet ; on soupçonnera au contraire une fistule simple, si une certaine quantité de matières est excrétée par la voie naturelle.

Le doigt et le spéculum peuvent aussi fournir quelques renseignements. En cas d'anus, on trouve un large orifice ou deux orifices séparés par un éperon, avec ou sans prolapsus, mais fréquemment il en existe ; en cas de fistule, l'orifice est relativement petit et unique, et il n'y a pas de prolapsus de la muqueuse intestinale (1).

A propos des complications tardives, nous citerons le cas, rapporté par Stanley, où, la rupture ne s'étant pas cicatrisée, il resta une fistule péritonéo-vaginale. L'intestin grêle sortait et rentrait facilement par cette voie. Parfois cependant, la rentrée s'opérait moins aisément. On proposa à la malade une opération qui fut refusée (*Lancet*, 1839-40, t. 1, p. 248)

Il nous faut mentionner aussi la cachexie qui à la longue s'empare de femmes chez qui l'anus accidentel supprime au point de vue fonctionnel, une portion considérable d'intestin.

Enfin nous en aurons fini quand nous aurons dit que l'inflammation chronique de la vulve et du vagin est la conséquence naturelle de la triste infirmité qui afflige ces malades.

---

(1) PETIT. *Annales de gynécologie*, t. 1, 1889.

PRONOSTIC

Les ruptures vaginales postérieures ont un pronostic soumis à diverses circonstances relatives à leur siège, leur étendue, ainsi qu'aux complications intercurrentes.

Nous allons le considérer par rapport à l'accouchement, et aux dangers que courent la mère et l'enfant.

Terminaison de l'accouchement. — Les ruptures supérieures, celles par exemple qui sont produites par un instrument, ne rendent d'ordinaire l'expulsion fœtale ni plus aisée ni plus incommode. Quand, malgré la déchirure, le pôle de présentation reste dans la filière génitale, la difficulté de l'accouchement se trouve accrue. Ici en effet, outre que le point d'appui qu'en se contractant, l'utérus trouvait sur la paroi postérieure du vagin (lequel n'a cédé parfois que sous l'effort d'une distension excessive, due à ce mécanisme), se trouve affaibli, les manœuvres nécessaires pour triompher de la dystocie, et amener le fœtus au dehors, sont elles-mêmes rendues plus laborieuses. L'écueil à éviter, c'est une fausse route à travers la solution de continuité, ou l'agrandissement des dimensions de la rupture. Enfin l'accoucheur pourra se trouver aux prises avec des anses intestinales prolabées qu'il devra mettre à l'abri des froissements et des traumatismes, ce qui n'est point toujours facile.

On sait les difficultés qui hérissent l'extraction fœtale dans les cas de rupture utérine avec passage partiel de l'enfant dans la cavité abdominale. La contraction de ce muscle enserre la partie engagée dans la plaie, et la maintient avec une force qu'il est parfois impossible de rompre. Il faut à peu près complètement renoncer à tenter l'extraction par les voies naturelles, quand tout le corps du fœtus a franchi la plaie utérine.

Il n'en va pas de même pour les ruptures vaginales. En se contractant, l'utérus n'a point d'effet sur la plaie vaginale, et comme le vagin n'est pas contractile, il en résulte que la perforation conserve ses dimensions. Si l'orifice s'est trouvé suffisant pour permettre au fœtus de passer dans l'abdomen, il le sera aussi pour ramener ce dernier dans la filière génitale qu'il a abandonnée. Les difficultés viennent surtout des anses intestinales, qui tendent à s'engager dans la plaie avec le fœtus qu'on ramène. En parcourant les observations, on verra que nombre de fois une version a pu terminer ainsi l'accouchement.

Dans les ruptures inférieures, les difficultés du dégagement fœtal, se trouvent augmentées par le danger des ruptures périnéales, et par les manœuvres délicates que nécessite la réduction d'un membre passé dans le rectum de la mère.

Envisagé par rapport à la mère, le pronostic des ruptures vaginales postérieures est quelquefois bénin, le plus souvent très grave.

Pour Hofmeier, nombre de perforations du cul-de-sac

postérieur seraient des trouvailles d'autopsie ; mais il est seul à émettre cette opinion.

Douyau, cité par Devillez dans sa thèse, aurait relevé 17 cas de rupture du vagin seul à son insertion utérine, avec passage partiel ou total de l'enfant dans le péritoine. Sur ce nombre quatre femmes auraient guéri.

Hugenberger, sur une statistique de 40 cas d'arrachement total ou partiel du vagin à son insertion utérine, relève 29 morts. Mais il estime cette proportion de 11 guérisons sur 40 cas, beaucoup trop élevée, pour donner le pronostic exact de ces accidents. Pour lui, il fixe cette proportion à 5°/₀ environ.

Se fondant sur l'intermittence du passage des matières fécales, dans les ruptures vaginales postérieures, tandis qu'en avant l'urine baigne constamment la plaie, et empêche la fermeture des fistules vésicales, quelques auteurs ont prétendu que les déchirures postérieures étaient moins graves.

Birch, et avec lui nombre de chirurgiens, sont d'un avis contraire. Nous n'avons point la prétention de trancher le débat.

Quoi qu'il en soit, si l'on se rapporte aux observations publiées, on voit facilement que la mort est une terminaison fréquente des ruptures supérieures.

« Elle arrive le plus souvent, dit Nœgelé, dans les 24 ou 48 heures ; il n'est pas rare de la voir survenir peu d'heures après l'accouchement ». Dans plusieurs cas, elle s'est produite avant qu'on ait pu extraire l'enfant.

Quelques femmes ont guéri, malgré que l'extraction fœtale n'ait pas été opérée, L'élimination s'est faite à la longue et par le moyen d'abcès s'ouvrant à l'extérieur.

Enfin, il nous reste à signaler les malades qui ont survécu à cet accident, mais ont conservé parfois, leur vie durant, une infirmité au-dessus des ressources de l'art, c'est le cas pour quelques fistules vésicales et certains anus vaginaux.

C'est le cas aussi pour un certain nombre de ruptures inférieures. Certaines d'entr'elles ont même guéri spontanément. « Mais, dit Boyer, un événement aussi heureux « est entièrement rare, et presque toujours les bords de « la déchirure restent écartés et se cicatrisent séparément ; « la femme est assujettie à une infirmité dégoûtante et « presque insupportable ».

Les progrès de la chirurgie antiseptique ont, de nos jours, notablement modifié ce sombre pronostic. Néanmoins il ne faut pas oublier que le traitement de ces solutions de continuité, surtout quand elles sont passées à l'état fistuleux, reste très délicat, et qu'il échoue entre les mains des plus habiles chirurgiens.

Enfant. — Relativement à l'enfant, il semble que les ruptures inférieures pourraient lui être favorables en agrandissant le conduit qu'il doit traverser. Mais les précautions et les manœuvres nécessaires pour empêcher, durant l'expulsion, la formation d'un cloaque, exigent que l'accoucheur procède avec une sage lenteur. L'enfant peut souffrir durant ce temps, il naît souvent étonné, mais d'ordinaire il peut être facilement ranimé,

Au contraire, dans les ruptures supérieures, la mort de l'enfant est la règle, surtout s'il échappe de la filière génitale par la voie accidentelle. Il est très rare qu'une application de forceps ou une version aient pu ramener un enfant vivant.

TRAITEMENT

Quand on étudie, dans les anciens auteurs, le traitement des perforations postérieures du vagin, ce qui domine, c'est un découragement profond. Qu'on en juge par ces lignes empruntées à Levret : « La mère et l'enfant sont perdus sans ressource ; il n'y aurait de secours à tenter pour sauver l'un ou l'autre que dans la section de l'abdomen pratiquée sur-le-champ. Mais quel sera l'accoucheur assez décidé pour se déterminer aussi promptement à cette opération, et quels parents auraient assez de fermeté pour permettre qu'on y procédât sans délai? » (Eléments sur l'art des accouchements, § 594, 5ᵉ édition).

Nous pourrions citer d'autres opinions aussi pessimistes.

Mais avant d'aborder le traitement curatif proprement dit, nous devons dire quelques mots rapides du traitement prophylactique.

Abandonner l'accouchement aux seuls efforts de la nature, toutes les fois qu'aucune circonstance ne réclame pas essentiellement les secours de l'art, telle est, à n'en pas douter, la meilleure conduite à tenir pour se mettre à l'abri de la complication dont nous venons de faire l'étude.

En suivant ce précepte, applicable à toutes les périodes
de la parturition, combien n'éviterait-on pas d'accidents,
et notamment du genre de ceux dont il est question ! Tous
les secours, dit Duparcque, doivent tendre, non à forcer la
délivrance et à provoquer la trop prompte sortie de l'enfant, mais à la faciliter, 1° en respectant les mucosités qui
lubrifient le vagin : 2° en y ajoutant ou y suppléant par
des injections mucilagineuses ; 3° en ne faisant des tentatives de dilatation, dans le cas de rigidité, que graduel-
lement ; 4° en détruisant par des mouchetures ou des in-
cisions plus ou moins profondes, les cicatrices et les brides
qui, par leur résistance, s'opposeraient à la dilatation du
vagin et au passage de l'enfant. Procéder ainsi, c'est agir
avec sagesse.

A la vérité, il n'existe aucun signe annonçant d'une
façon indéniable l'imminence d'une rupture vaginale. Mais
de ce qu'on ne peut se flatter d'avoir prévenu cet accident, lors même qu'on a mis en usage les moyens prophylactiques les plus rationnels, rien ne prouvant qu'il se
fût opéré sans leur emploi, on serait inexcusable de négliger les précautions et les moyens propres à éloigner les
causes de cette complication, ou à contrebalancer leur
action funeste. Il convient donc de fonder ces indications
prophylactiques sur la nature des causes que l'on soup-
çonne prédisposer à la rupture ou pouvoir la déterminer.
Eviter ce qui peut l'être et corriger ce qui est inévitable,
tel sera le double but du traitement prophylactique : il
suppose une connaissance assez approfondie de l'art obstétrical.

Lorsque, par exemple, la tête tardera à s'engager, il

faudra examiner avec soin l'état du bassin, ses dimensions, sa forme, l'inclinaison synclitique ou non de la présentation par rapport à l'axe de la filière génitale, le volume de la tête fœtale qui peut être hydrocéphale, etc. Lorsque cet examen aura fait découvrir la cause dystocique, la conduite à tenir devra en découler : symphyséotomie, crâniotomie, application du levier, etc. Nous ne saurions entrer dans de longs détails ; nous nous contenterons de faire quelques remarques pratiques.

Ainsi la compression abdominale peut rendre parfois des services, mais, pour n'être point dangereuse, elle demande à être faite à propos et avec méthode. Elle doit être large, agir de haut en bas, sur le fond de l'utérus et non d'avant en arrière sur la face antérieure de l'organe ; de plus, la dilatation du col doit être très avancée, faute de quoi on peut favoriser, par ce moyen, la rupture verticale du col et du vagin.

Il est bien avéré aujourd'hui, que l'administration du seigle ergoté se trouve absolument contrindiquée tant que l'utérus n'est pas entièrement vidé ; or, nous avons déjà dit, combien, au point de vue qui nous occupe, la conduite thérapeutique inverse avait été funeste en obstétrique.

Enfin, l'embarras pourrait naître à propos de certaines atrésies cicatricielles. Sur ce point, l'accord n'est pas fait entre les auteurs. Spiegelberg conseille l'opération césarienne également recommandée par Benicke. Lévy et Galabin l'ont pratiquée infructueusement, et Breisky la repousse comme peu favorable à la mère en ce qu'elle met obstacle à l'écoulement facile des lochies. Breisky est d'avis de lui substituer l'opération de Porro, et Weiss l'a pratiquée une fois.

Néanmoins, outre que le raccourcissement et l'inextensibilité du vagin la rendent très difficile, elle ne met pas à l'abri d'écoulements de liquides par le vagin, ainsi qu'en témoignent les cas de Kabierske, de Bayer, d'Ehrendorffer, de Breisky et de Litzmann. De plus, la mutilation qu'elle fait subir à une femme d'ailleurs bien conformée est inadmissible.

Reste l'accouchement par les voies naturelles qui est généralement conseillé. C'est l'opinion formelle de M. Guéniot, dans un travail publié en 1886 (*Nouvelles Archives d'obstétrique et de gynécologie*). Cet auteur donne comme conclusion le précepte suivant :

Ne jamais provoquer l'accouchement ou l'avortement. Au moment de l'accouchement, l'incision des brides cicatricielles pourra permettre l'expulsion du fœtus.

Gripat, dans sa thèse (1834), et bien d'autres après lui, conseillent l'accouchement prématuré, lorsque, durant la grossesse, le médecin a reconnu un rétrécissement manifeste du bassin. Aujourd'hui on est plutôt disposé à attendre le terme de la grossesse, quitte à faire une symphyséotomie ; mais cette question, remise à l'ordre du jour, doit encore être réservée.

Nous bornerons là ces remarques sur le traitement prophylactique, ne voulant point nous laisser entraîner à des développements hors de proportion avec le cadre de notre sujet.

Une fois faite et reconnue, la rupture vaginale appelle une conduite qui varie naturellement suivant les cas, mais se résout toujours à ceci : Terminer l'accouchement le plus tôt possible.

Pour plus de précision, nous introduirons quelques divisions dans l'exposé qui va suivre.

Et d'abord, il convient d'examiner séparément, pour les ruptures inférieures et pour les ruptures supérieures, la manière de terminer l'accouchement.

A ce point de vue, les ruptures inférieures ne prêtent point à discussion : la tête se trouve dans l'excavation et l'enfant est vivant. Si donc le travail marche régulièrement, le mieux est d'abandonner l'expulsion fœtale aux seules forces de la nature. On se contente, d'une main d'empaumer le périnée, pendant que les doigts de l'autre main refoulent l'occiput sous la symphyse pubienne, mais en évitant de provoquer une déflexion anticipée. Une fois la tête sortie, on s'occupera, le cas échéant, de réduire le bras passé dans le rectum afin d'éviter la rupture du périnée.

Si, au contraire, l'enfant vient à souffrir, ou si son expulsion ne semble pas devoir être prochaine, il faudra se hâter de terminer par une application de forceps. Avec cet instrument on devra procéder avec une grande lenteur au dégagement de la tête si l'on veut ne point créer un cloaque.

Cela fait, on attendra que la délivrance se fasse avant de tenter la suture de la déchirure.

Il est plus difficile de préciser une ligne de conduite pour les ruptures supérieures.

Deux cas très différents peuvent se présenter :

Ou bien le fœtus est resté dans la filière génitale, ou bien l'enfant a émigré dans la cavité péritonéale.

Envisageons-les séparément.

a. Enfant dans la filière génitale. — Dans ce cas, on peut poser en règle générale qu'il faut se hâter d'agir, que l'enfant soit vivant ou mort, que le travail soit bon ou nul, car chaque contraction expulsive agira sur le vagin pour en augmenter la déchirure.

Mais quelques indications spéciales doivent, en outre, être tirées de l'état de l'enfant.

1° *Enfant mort.* — L'enfant mort peut avoir son pôle de présentation, ou dans l'excavation ou au-dessus du détroit supérieur.

Dans ce dernier cas, la conduite à tenir ne paraît guère douteuse. Si c'est la tête qui se présente, on doit pratiquer une basiotribsie et une embryotomie pour une présentation de l'épaule.

Quand, en pareil cas, la tête est dans l'excavation, le forceps se trouve tout indiqué. Ce ne serait guère que dans le cas d'atrésie de la partie inférieure du vagin, qu'une basiotribsie pourrait être tentée, dans le but de diminuer ainsi les dimensions de la tête. La crâniotomie simple donnerait encore une réduction des diamètres, mais laisserait l'expulsion se faire spontanément et, par suite, elle nous semble contr'indiquée.

2° *Enfant vivant.* — Si l'enfant est vivant, l'embarras est un peu plus grand.

En effet, quand la tête est retenue au-dessus du détroit supérieur, il faut se décider pour l'une ou l'autre des quatre opérations suivantes : Version, symphyséotomie, opération césarienne, opération de Porro. Ces deux dernières opérations n'entrent en ligne que lorsque tout espoir est perdu de retirer un enfant vivant par la version ou la symphyséotomie, c'est-à-dire lorsqu'il s'agit d'un bassin inférieur à 7 centimètres. Mais le danger d'une hémorrhagie abondante, primitive ou secondaire, et ce fait que l'opération césarienne simple laisse persister, chez une femme à bassin vicié, un organe capable de recevoir et nourrir un nouveau fœtus (ce qui a pour conséquence d'amener une répétition des mêmes accidents), nous fait incliner vers l'opération de Porro. Personnellement, nous regardons comme moins dangereuse cette dernière opération, et c'est à elle, le cas échéant, que nous donnerions la préférence.

Pour les bassins de 7 centimètres et au-dessus, l'accoucheur doit choisir entre la version et la symphyséotomie.

De prime abord, la version ne semble point très rationnelle.

En effet, deux conditions sont nécessaires : le rétrécissement du bassin ne doit pas être trop prononcé, et de plus, le palper doit pouvoir affirmer que les dimensions de la tête ne sont pas excessives, relativement au détroit supérieur à franchir.

Ces appréciations sont loin d'être à la portée du plus grand nombre. Aussi comprend-on que les difficultés auxquelles se heurtent en pareil cas les meilleurs accoucheurs aient généralement fait adopter la symphyséotomie, opération sans gravité pour l'enfant, sinon pour la mère.

Il reste bien évident qu'une tête engagée, avec enfant vivant, nécessiterait au plus tôt une application de forceps.

b. — Où les difficultés surgissent, particulièrement graves, c'est quand l'enfant a fui dans la cavité péritonéale.

Nous devons d'abord présenter quelques considérations.

En pareil cas, l'obstacle siège presque toujours au détroit supérieur dont les faibles dimensions n'ont point permis à la tête de s'engager. Nous voilà de nouveau aux prises avec les difficultés que nous venons de signaler, relativement à la possibilité de l'extraction du fœtus par version podalique.

De plus, l'enfant est toujours mort. Ce fait est connu depuis longtemps. Parlant des indications de la laparotomie après les ruptures utérines, Burns écrit : « Le temps que l'enfant a à vivre est si court, que je ne raisonne pas d'après la supposition de la survie ».

L'état de la mère est souvent précaire après cette terrible complication, aussi faudra-t-il veiller à lui éviter le plus possible tout nouveau traumatisme.

Enfin, on doit s'enquérir si des injections antiseptiques, des soins de propreté ont été donnés avant l'accident, ce qui diminuerait les dangers d'inoculation péritonéale par la tête fœtale.

Toutes ces réflexions, on le comprend, rendent perplexe sur la conduite à adopter. Et cependant il faut intervenir, car les jours de la mère exigent que le fœtus soit promptement extrait. A ce point de vue en effet, il ne faut tenir aucun compte de quelques observations relatives à des femmes qui auraient guéri, malgré que l'enfant n'ait point été extrait ; l'abstention ne saurait aller jusque-là.

Deux moyens se présentent pour extraire le fœtus, la version et la laparotomie. Auquel des deux faut-il donner la préférence ? Question délicate, difficile à résoudre, car la solution ne dépend point seulement de la gravité relative de l'opération, mais encore de conditions intrinsèques de milieu, d'instrumentation, d'aides, etc.

Deux dangers menacent les tentatives de version : danger d'infecter le péritoine avec la main qui, durant la traversée vaginale, se charge des impuretés de ce conduit, et danger de ne pouvoir extraire la tête dernière, à travers un bassin presque toujours rétréci.

Il semble assez facile, sinon de supprimer entièrement, du moins de diminuer dans des proportions considérables, le danger d'inoculation péritonéale. On obtiendra ce résultat par un lavage très soigné du conduit vaginal en s'aidant au besoin du spéculum pour oblitérer, avec de la gaze iodoformée, la solution de continuité produite dans le vagin, et empêcher ainsi l'eau du lavage de pénétrer dans la cavité abdominale. Si, malgré ces précautions, une péritonite vient à se produire, le médecin ne saurait en aucun cas être rendu responsable de cet accident. Qu'on songe en effet aux multiples chances d'infection qu'on retrouve dans ces circonstances : longueur exagérée du travail, rupture déjà ancienne de la poche des eaux avec touchers répétés ou tentatives opératoires diverses.

Reste le cas où la tête trop volumineuse pour le détroit supérieur ne pourrait être extraite sans réduction. Nous croyons en effet que si la mensuration du bassin décèle un rétrécissement très accentué, il vaut mieux ne pas tenter la version et recourir d'emblée à la laparotomie. Peut être pourrait-on excepter le cas d'hydrocéphalie confirmée où la rachitomie serait capable d'amener une réduction suffisante des diamètres crâniens.

Pour quiconque a l'habitude des accouchements, la crainte de laisser la tête accrochée au détroit supérieur ; les périls coúrus par l'intestin durant les manœuvres né-cessaires pour extraire cette tète dernière ; les difficultés sinon souvent l'impossibilité, auxquelles on se heurte, quand il s'agit de comparer entre elles les dimensions exactes des diamètres du bassin et de la tête fœtale, forment contre la version un groupe de considérations si défavorables que l'opérateur se décidera presque toujours pour la laparotomie d'emblée. Nous n'avons plus aujourd'hui les mêmes raisons de conclure avec Mme La Chapelle. « Pour peu qu'on ait l'espoir d'atteindre, à travers la déchirure les pieds de l'enfant, on doit préférer l'extraction directe à *l'affreuse opération* de la gastrotomie. »

Depuis l'ère antiseptique, l'opération a singulièrement perdu de sa gravité. Aussi croyons-nous que, dans la question qui nous occupe, la laparotomie doit rallier la majorité des suffrages, par la simplicité de sa technique, le petit nombre d'aides et d'intruments qu'elle nécessite, la facilité qu'elle donne pour éponger le péritoire souillé par une quantité plus ou moins grande de sang et de liquide amniotique mélangés, l'aisance avec laquelle elle permet de placer dans le cul-de-sac postérieur un large et puissant drainage, la commodité qu'elle octroie à l'opérateur pour extraire le fœtus sans avoir à craindre, comme dans la version, qu'une partie fœtale n'accroche et ne déchire au passage une anse intestinale, enfin la possibilité de pratiquer sur le champ l'hystérectomie abdominale totale, ou la résection partielle de l'utérus quand, aux yeux de l'opérateur, l'étendue de la désinsertion vaginale, l'infection utérine déjà existante, ou toute autre considération exigent que l'une ou l'autre de ces opérations complémentaires soit exécutée sans retard.

L'extraction du placenta doit accompagner celle du fœtus. Il se peut (quelques observations en font foi) que ce dernier ait suivi l'enfant dans la cavité abdominale; il sera facile de l'en retirer. S'il est renfermé dans l'intérieur de l'utérus, on devra aussitôt pratiquer une délivrance artificielle afin de procéder plus aisément et plus complètement à la désinfection soigneuse de la filière génitale.

Dans presque tous ces cas les injections de sérum artificiel trouveront des indications formelles.

Il reste un point que nous devons envisager encore, c'est la manière dont il convient de traiter la solution de continuité elle-même. La conduite des auteurs est variable à cet égard.

Si l'on en croit Hofmeier, nombre de ruptures du cul-de-sac de Douglas guériraient par les seules forces de la nature, et sans même qu'on ait soupçonné leur exis-tence.

Dans le cas de Batlehner, l'auteur sutura les deux lèvres de la déchirure et la guérison se produisit sans aucune complication.

Il nous semble, qu'en dehors de ces cas où le vagin est presque désinséré de l'utérus, la suture de la plaie, au moins dans toute son étendue, doit être rejetée comme exposant à la rétention des sécrétions péritonéales. La suture partielle avec drainage nous paraît préférable.

Quant aux déchirures recto-vaginales, elles demandent dans tous les cas, à être suturées immédiatement.

Pour augmenter la surface d'affrontement et par suite les chances de réunion par première intention, il sera bon d'employer deux plans de suture : l'un profond au catgut fin, et l'autre superficiel à la soie ou au fil d'argent.

Néanmoins, malgré la propreté du chirugien et son habileté opératoire, la difficulté d'obtenir l'aseptie du champ opératoire et la présence de gaz dans le rectum pourront provoquer plus d'un insuccès. Même alors, si la suture n'a pas pu réparer complètement la brèche, elle a eu du moins l'avantage de l'amoindrir et de rendre une opération consécutive plus facile et plus heureuse.

Nous n'avons pas à nous étendre sur le traitement ultérieur des fistules recto-vaginales.

Il nous reste, pour terminer, à dire un mot du traitement des complications contemporaines de la rupture vaginale.

Les déchirures que peuvent présenter, en divers points, les parois vaginales doivent être suturées. C'est avec juste raison que Kaltenbach, parlant des lésions simples du vagin et des complications infectieuses qu'elles déterminent, regrette que les médecins n'aient généralement point l'habitude de les suturer.

La procidence par la rupture, d'une anse intestinale demande à être réduite le plus tôt possible : un tampon de gaze antiseptique, placé dans l'ouverture, en maintiendra au besoin la réduction. Il faut se garder au contraire de toute tentative de réduction, quand on se trouve en présence d'une anse intestinale en voie de sphacèle. En pareil cas, on assiste à la création d'un anus artificiel dans le fond du vagin. et plus tard seulement, on avisera, s'il est possible, à un traitement chirurgical.

Les ruptures vésicales sont rarement associées aux ruptures de la paroi postérieure du vagin. Si cet accident était observé, il serait bon de tenter une réunion immédiate.

Le plus souvent, la fistule vésicale est consécutive à la chute d'une eschare et devient justiciable d'un mode de traitement que nous n'avons pas à exposer ici.

Nous en avons fini avec le traitement des ruptures vaginales postérieures. Comme on a pu le voir, la thérapeutique que nous avons esquissée, n'est pas identique pour tous les cas; nous avons indiqué celle qui nous a paru être la plus rationnelle, celle que nous adopterions dans les diverses circonstances que nous avons supposées. Mais en pratique, chaque cas tire des indications spéciales de nombreuses circonstances accessoires, telles que la forme, l'étendue, le siège de la lésion, les complications qui l'accompagnent, etc. On ne saurait donc exiger de nous autre chose qu'un aperçu général susceptible de recevoir toutes les modifications que comportent toujours les multiples indications de la clinique et de l'expérience journalière.

OBSERVATIONS (1)

—

Observation I (Thibault. *Ancien Journal de Médecine*, t. 1, p. 368.)

Une femme, enceinte de son neuvième enfant, fut prise, à terme, des douleurs de l'enfantement, le 3 novembre 1753. Les eaux s'écoulèrent naturellement. La malade assurait que des huit enfants qu'elle avait eus, aucun ne lui avait causé des douleurs si fréquentes.

Elle sentait un autre genre de douleurs qu'elle ne pouvait définir, mais qui n'étaient pas celles qui accompagnaient ordinairement le travail de l'enfantement.

Elle distinguait quelque chose qui l'oppressait vivement, qui lui ôtait la respiration. Sa principale douleur était sous l'ombilic. Mais bientôt il survint des nausées, des vomissements accompagnés de faiblesses ; on pratiqua une légère saignée.

Thibault appelé alors, trouva le pouls petit, fréquent, les extrémités un peu froides et le ventre très gros. Il engagea la malade à prendre patience, lui fit boire de l'eau rougie et sucrée, de l'eau thériacale.

(1) A cause de leur longueur nous avons dû résumer la plupart des observations que nous reproduisons. Nous tenons en outre à faire remarquer l'ordre dans lequel nous les avons disposées, et qui est le suivant :

De	I à X	exclusivement :	Observations de ruptures spontanées supérieures.
De	X à XVI	—	Ruptures supérieures avec anus vaginal artificiel ou fistule stercorale.
De	XVI à XXIV	—	Ruptures supérieures avec passage de l'enfant dans la cavité péritonéale.
De	XXIV à XLI	—	Observations diverses de ruptures supérieures.
De	XLI à XLIX	—	Ruptures inférieures.

Cependant les forces diminuaient peu à peu et elle périt dans l'espace de 3/4 d'heure.

On pratiqua de suite l'opération césarienne. On trouva le fœtus et l'arrière-faix dans l'abdomen. La tête était enclavée dans le bassin.

Tout le reste du corps porté sur les intestins de cette mère, nageait dans un bain de sang très liquide.

Il y avait en arrière une déchirure à la réunion de la matrice avec le vagin. (*Ancien Journal de Médecine*, t. 1. p. 368.)

OBSERVATION II. (2ᵉ fait de Coffinières, in tome 6 du *Journal de Sédillot.*)

La femme de Bigot, patron sur le canal, quoique bien conformée, avait toujours eu des accouchements lents et laborieux. La sage-femme, appelée dans sa dernière couche, s'aperçut que l'enfant qui se présentait bien au passage, remontait à chaque douleur : elle recommanda à la malade de redoubler d'efforts ; il en résulta un craquement dans le bas-ventre, accompagné d'un grand mouvement d'entrailles. Cette femme mourut peu de temps après, elle fut ouverte ; l'enfant était passé dans l'abdomen par une déchirure du vagin, faite entre la matrice et l'intestin rectum.

OBSERVATION III (3ᵉ fait de Coffinières.)

La femme du citoyen Grillhères, au Ségala, commune de la Bastide, était aussi bien conformée que la précédente. Elle était depuis 3 jours, dans les douleurs de l'enfantement, lorsqu'elle éprouva tout à coup un grand bouleversement dans les entrailles. L'enfant, qui présentait la tête au passage, disparut. La mère avait des faiblesses fréquentes, et les symptômes devenaient alarmants. On m'envoya chercher, mais je n'arrivai pas à temps, la malade avait succombé : assisté du citoyen Comère, chirurgien, je fis l'ouverture du cadavre ; l'enfant était dans le ventre, et le vagin déchiré postérieurement.

Observation IV (Radcliff-Wood : in *Bibliothèque médicale,*
t. 70, p. 396.)

(L'auteur donne cette observation comme étant une rupture de
l'utérus : mais nous croyons, avec Mme Lachapelle, qu'il s'agit d'une
déchirure vaginale).

Femme de 24 ans, parvenue au septième mois de sa grossesse.
Depuis trois jours, vives douleurs avec écoulement des eaux de
l'amnios. Bassin large, et cependant la tête ne descend pas. La dilatation se fait lentement. Enfin, vers le soir du troisième jour, des
douleurs plus vives se produisent et brusquement : « il sort par la
« vulve, avec une force et une violence inconcevables, une masse
« considérable, qui est immédiatement suivie de calme et de la sus-
« pension de toute douleur ». Cette masse n'est autre que le fœtus
dans un état de putréfaction avancée. Comme le placenta ne venait
point Wood introduisit la main dans le vagin et reconnut qu'il existait en arrière une déchirure qui s'étendait latéralement. Il crut
avoir affaire à une déchirure du segment inférieur de l'utérus. Les
anses intestinales passaient par cet orifice ; elles remplirent bientôt presque tout le vagin.

Pas de tentatives de réduction ; repos et diète. Les jours suivants
une péritonite se déclare, et au cinquième jour, la malade après un
lavement, rend une énorme quantité de matières fétides, à la fois par
l'anus et par le vagin et tombe dans une syncope.

Pendant les quinze jours suivants l'état de la malade reste précaire ; les matières fécales continuent à sortir tantôt par le vagin,
tantôt par l'anus. A cette époque une amélioration se produit ; le
ventre diminue de volume et cesse d'être douloureux. Vers le
trente-deuxième jour les matières fécales sortent uniquement par
l'anus. Enfin six mois après, l'examen montra à Wood que l'extrémité supérieure « du vagin était bouchée complètement par une
substance très dure, sans élasticité, résistante. » L'auteur la suppose
formée par l'utérus dont la lèvre postérieure du col aurait été éli-
minée.

Observation V (Dupuytren : *Journal universel* 1826, t. 43, p. 55.)

Femme de 46 ans, à sa neuvième grossesse, entre en travail le 9 septembre 1820, à 10 heures du soir. Obliquité antérieure de l'utérus très prononcée. Douleurs vives et fréquentes.

A chacune d'elles la sage-femme pratique le toucher pour *hâter le travail et soulager la patiente*. A quatre heures du matin, six heures après le début du travail, il se manifeste une contraction plus forte que les précédentes A peine la sage-femme eut-elle introduit le doigt dans le vagin et appliqué la main sur l'abdomen, que la malade jeta un cri, et dit qu'*elle l'avait blessée*. Au même instant elle sent une boule s'élever dans le ventre, et la malade tombe dans un état d'affaissement voisin de la syncope. On transporta la malade à l'Hôpital. Le ventre était assez uniformément arrondi. Au palper on sentait deux tumeurs, l'une à gauche, et l'autre moins élevée, analogue au globe utérin contracté sur le placenta.

Plusieurs anses d'intestin grêle pendaient dans le vagin. Dupuytren fit l'extraction de l'enfant à travers la rupture du vagin. La présence des intestins qu'il fallait constamment réduire rendit cette opération laborieuse. Mort par péritonite 20 heures après l'accident.

A l'autopsie, rupture de la paroi postérieure du vagin, à son insertion sur l'utérus ; rupture en forme de demi-cercle de 4 à 5 pouces d'étendue, et à bords frangés.

Observation VI (Lachapelle. Mémoires t. 3, p. 510.)

Le 26 novembre 1822, à 2 heures du matin, on apporta à l'hospice la nommée Mart... Cette femme était en travail depuis quatre jours ; il y en avait deux que les membranes s'étaient rompues. On sentit la tête du fœtus dans l'excavation du bassin, placée comme dans la quatrième position.

La peau du crâne était un peu engorgée. La vulve était gonflée et douloureuse ; le vagin exhalait une odeur fétide ; l'abdomen tendu et tuméfié était très sensible à la pression ; le visage pâle et altéré, la langue sèche, la soif excessive, le pouls presque insensible et la surface du corps froide. Un bain de siège fut administré selon le désir de la malade. Jusqu'à sept heures du matin, nulle contraction utérine.

Le professeur Dubois trouva la femme trop faible pour terminer l'accouchement; il se contenta d'ouvrir le crâne du fœtus afin de permettre à la nature d'opérer peut-être avec fruit un dernier effort. Vain espoir. La malade eut une syncope pendant l'opération et elle expira peu après.

Examen du cadavre. — Le vagin était irrégulièrement déchiré en travers et dans l'étendue de trois pouces à la partie postérieure de son union avec l'utérus. Les personnes chargées du soin de cette femme assurant n'avoir fait aucune tentative pour terminer l'accouchement, cette déchirure ne pouvait être attribuée qu'à la pression de la tête sur l'angle sacro-vertébral.

Le bras droit et l'épaule de l'enfant avaient pénétré dans l'abdomen par cette ouverture. La tête était d'un volume ordinaire, placée ainsi qu'on l'avait reconnu et déchirée dans la plus grande partie partie de ses sutures; les os du crâne et de la mâchoire supérieure étaient fracturés, ce qui rend fort suspecte l'assertion des personnes qui ont envoyé la malade à l'hôpital.

(Suivent les détails du vice de conformation dont le bassin était le siège).

OBSERVAVION VII (DUPARCQUE, t. 2, p. 219)

Mme Lacour, rue Saint-Méry, 11, d'une petite stature et d'une faible complexion, âgée de 26 ans, était parvenue au terme de sa troisième grossesse (18 janvier 1824). Les douleurs se manifestent, la dilatation de l'orifice utérin se complète en quelques heures. — La sage-femme perce les membranes vers les deux heures de l'après-midi. La tête se présente au détroit supérieur; mais malgré un travail assez actif, le sinciput seul plonge dans l'excavation pelvienne. Je suis appelé à l'insu de la sage-femme à dix heures du soir. Je trouvai ici l'orifice utérin dilaté et remonté sur la tête. J'annonçai que l'enfant était hydrocéphale et que l'accouchement était impossible sans le secours des instruments et peut-être sans mutiler l'enfant. La sage-femme soutint que l'enfant était en bonne position, le bassin bien conformé et que la femme étant déjà accouchée deux fois naturellement après un travail prolongé, elle avait la certitude qu'il en serait de même cette fois.

Ce fut en vain que je sollicitai l'appel d'autres confrères; je dus me retirer devant l'opposition formelle de la sage-femme et de la famille. Mais à six heures du matin (19 janvier) je suis redemandé avec instance. La malheureuse femme était épuisée par la fatigue et la douleur, affaiblie par une perte de sang peu abondante mais continuelle, et dans un état d'anxiété inexprimable; elle avait des vomissements, des défaillances, le pouls était misérable. Tout annonçait une fin prochaine.

En la touchant je rencontrai dans le vagin un corps que je pris d'abord pour le cordon ombilical, mais que bientôt je reconnus être une anse intestinale que je pus suivre jusqu'à une rupture transversale existant au voisinage de l'insertion du vagin avec le col utérin et s'étendant du côté gauche en arrière.

Elle correspondait aux bosses pariétales de l'enfant et se trouvait correspondre un peu au-dessus du détroit supérieur. Grâce à la mollesse de la tête, je pus l'en éloigner en l'affaissant et réduire l'intestin. Le temps pressait: la version pouvait entraîner un agrandissement de la rupture; je me décidai à appliquer le forceps que j'avais tout prêt, sauf à opérer la ponction du crâne si je ne pouvais sans elle amener la tête. Je pris toutes mes précautions pour ne pas engager la branche mâle de l'instrument dans la crevasse. Je fis comprimer fortement le ventre et la matrice de haut en bas, pendant l'application, et je pus amener l'enfant avec moins de difficulté que je ne l'avais craint, ce que j'attribuai à la flaccidité de la tête frappée d'hydrocéphalie, flaccidité augmentée par la mort de l'enfant, ainsi qu'au grand relâchement comme cadavérique des parois vaginales et de la vulve. A peine l'enfant était-il extrait que la femme expira. Je portai la main dans le vagin, elle put facilement pénétrer dans l'abdomen où je ne trouvai aucun épanchement.

OBSERVATION VIII (HAIME, *Journal universel*, t. 56, p. 363.)

Femme de 28 ans, forte stature, arrive au terme de sa troisième grossesse. Début du travail le 18 février 1828 à six heures du soir. Présentation du sommet. Jusqu'au lendemain à huit heures du soir, le travail ne fait aucun progrès. Les douleurs augmentent dès lors et l'accouchement semble devoir se terminer rapidement. A cinq heures du matin la malade éprouva une violente douleur tout à fait différente des douleurs ordinaires, qui lui arracha un cri et qui fut immédiatement suivie d'un affaissement général et de la cessation absolue des contractions utérines. Vomissements bilieux et hémorrhagies vulvaires. Le palper décèle une tumeur inégale, déjetée à gauche et qui ne semble séparée des doigts que par l'épaisseur de la paroi abdominale. Au toucher, la main, en glissant à côté du fœtus, n'éprouve qu'un léger obstacle à pénétrer dans la cavité abdominale jusqu'à la région sacro-iliaque qu'on sent distinctement à nu. A ces signes, le médecin appelé reconnaît une rupture du vagin. On décide une application de forceps, mais la malade meurt pendant les préparatifs.

L'ouverture du ventre montre un fœtus à terme, du sexe féminin, et dont la tête seulement était encore retenue entre les lèvres de la déchirure qui s'était opérée au vagin et au col de la matrice. Il s'agissait d'un fœtus hydrocéphale porteur d'un spina-bifida de la région lombaire.

OBSERVATION IX (EVERKE : *Berlin. Klin. Woch.* n° 26, p. 591, 30 juin 1896.)

Femme de 31 ans, atteinte de cyphoscoliose. Six accouchements normaux, mais coup sur coup. Ventre pendant. A la fin de la septième grossesse, début du travail. Présentation de l'épaule droite. Une heure et demie après la rupture spontanée de la poche des eaux, la malade, au milieu d'une contraction utérine, est brusquement prise de douleurs abdominales intenses avec issue de sang par le vagin. Collapsus de plus en plus marqué. Une demi-heure plus tard, cessation des contractions utérines. Examen après chloroformisation : à droite de l'ombilic, tumeur grosse comme une tête, un peu aplatie d'avant en arrière, et adhérente à la paroi du petit bassin ; c'est l'utérus. On ne perçoit ni *bruits cardiaques fœtaux*, ni tête d'enfant. Par le toucher vaginal, en remontant le long des bras et du corps de l'enfant, on retire plusieurs poignées de caillots, puis on arrive au milieu des intestins de la mère, en sentant la fosse iliaque osseuse. Everke saisit le pied gauche pour faire la version et extrait par la déchirure vaginale, le fœtus de la cavité abdominale, en retenant avec la main trois anses intestinales qui tendent à sortir dans le vagin. Forte hémorrhagie vaginale. Le col est accessible pour deux doigts, l'utérus est intact, mais immédiatement en arrière se trouve une déchirure complète du vagin qui met celui-ci en communication avec la cavité péritonéale. Les bords déchiquetés de la déchirure sont ecchymosés ; la déchirure s'étend latéralement jusqu'à la paroi antérieure du vagin. L'utérus se trouvait ainsi complètement détaché du vagin en arrière et sur les côtés jusqu'à l'excavation vésico-utérine. La déchirure saignant abondamment, Everke y applique circulairement seize points de suture ; un aide maintient l'utérus abaissé, ce qui, tout en permettant la suture, empêche une nouvelle procidence des anses intestinales réduites. Tamponnement vaginal à la gaze iodoformée.

Au bout de 3 semaines la femme commençait à se lever. Guérison parfaite.

OBSERVATION X (MAC-KEENER : observation lue par la Dr Reid le 20 octobre 1820. *Transactions of the association of Fellows and Licentiates of the the Kings and Queen's College of Physic in Ireland, t. 3, Dublin 1820, p. 280).*

Mary M... 26 ans, secondipare entre en travail le 29 juillet. Lors de son premier enfant le travail avait duré 3 jours, et l'on avait dû se servir du crochet. Pendant son deuxième accouchement les douleurs apparues le 29 juillet, durèrent le jour suivant sans que la dilatation fît de grands progrès. Vers le soir, à cause du mauvais état général

de la femme, le médecin se détermine à perforer le crâne et à terminer la délivrance par le crochet. L'opération dura deux heures, et
fut faite avec un extrême difficulté, due en partie au très gros volume
de la tête de l'enfant, mais principalement au défaut d'espace dans la
cavité du bassin. Grande faiblesse générale. Le lendemain matin la
garde remarque une « substance » d'environ six pouces de long,
d'aspect lisse et luisant, et qui sortait du vagin. Elle croit à des
débris de menbrane mais ne pratique aucune traction. Un premier
purgatif provoque de vives coliques, mais pas d'évacuation ; d'autres suivent sans plus de résultat. Ni vomissements, ni douleurs
abdominales. Le 2 août, comme la substance membraneuse qui sortait du vagin ne se détachait pas, une femme se décida à faire quelques efforts pour l'enlever. Les premières tentatives, faites avec
douceur, n'eurent pas de résultat, ce qui l'engagea à user d'une
force croissante jusqu'à ce que les cris et les supplications de la
patiente l'obligèrent à s'arrêter. Dès lors vomissements incessants,
hoquet, ballonnement du ventre et douleurs surtout intenses dans
les deux régions iliaques. Constipation absolue. Cet état dure quelques
jours, Mac Keener, appelé, trouve, au lieu de la prétendue mem-
brane, près d'un mètre et demi d'intestin noir, gangrené, fétide et
perforé en divers points. Il prescrit de l'opium. Durant les deux
jours qui suivent (5 et 6 août), l'état général persiste aussi grave.
Enfin dans la nuit du 8 août la partie mortifiée de l'intestin se détache, et dès lors les symptômes alarmants disparaissent presque
entièrement. Une heure après, survient une débâcle abondante de
matières fécales par le vagin. — L'amélioration générale augmente
les jours suivants et la montée laiteuse se produit. Les selles continuent à s'écouler par le vagin, et, le 12 août, la malade se plaint pour
la première fois de perdre involontairement son urine.

Le 4 septembre, l'abdomen est encore tuméfié et sensible, mais les
forces augmentent avec l'appétit. Les selles qui s'écoulent par le
vagin sont couleur jaune clair, de consistance liquide, et entièrement
dépourvues d'odeur fécale. Bientôt la malade peut s'asseoir et se
promener. Au bout de 3 ans elle avait considérablement engraissé,
et son état général était excellent. Mais au point de vue alimentaire

son tube digestif présentait une tolérance variable avec chaque espèce d'aliments, conservant les uns beaucoup plus longtemps que les autres.

Pendant deux ans après sa couche, rien ne sortit par le rectum, tout le résidu passant par l'anus artificiel créé dans le vagin. Mais un jour, vers la fin de cette période, à la suite de violentes douleurs elle expulsa par les deux orifices anal et vaginal une grande quantité de fèces noirâtres et très dures. Depuis, l'issue des matières se fit par les deux voies, mais la quantité qui sortait par le vagin diminua progresssivement, si bien qu'au bout de cinq ou six mois la totalité des matières fécales passait par l'anus. Chose curieuse, pendant longtemps la malade n'eut aucune action sur son sphincter anal. A la longue cependant, ce muscle recouvre ses propriétés normales.

Dans l'intervalle, et alors que l'écoulement des matières qui se faisait par le vagin commençait à diminuer, cette femme redevint enceinte. La marche de la grossesse fut absolument normale ; il semble même que ce nouvel état fut favorable à la malade, car l'écoulement vaginal diminua progressivement au fur et à mesure de l'ascension utérine. Enfin l'accouchement se fit spontanément en moins de 2 heures. Un purgatif pris le lendemain de ses couches provoque des selles abondantes qui, à la grande surprise de la malade, passèrent entièrement par le rectum. Dès ce moment l'anus vaginal fut guéri, mais la fistule vésico-vaginale persista.

Trois semaines après, l'examen pratiqué par Mac Keener ne put lui faire découvrir aucun vestige de l'anus artificiel, sauf une sorte de nodosité saillante à la partie postérieur du vagin.

Observation XI (Casamayor.— *Journal hebdomadaire de médecine.* — 1829, T. 4. p., 170).

Femme de 42 ans, robuste et sans vice apparent de conformation, garde le lit depuis 4 ans, pour un anus contre nature, ouvert dans le vagin. Elle avait fait 6 couches des plus heureuses lorsque, enceinte pour la 7e fois, elle avorta vers le 5e mois de la grossesse environ et très probablement par suite de manœuvres criminelles (note de Casamayor). Dix minutes après l'expulsion du fœtus il sort du vagin, avèc l'arrière-faix, une grande quantité de caillots de sang, et une anse intestinale. Descendue jusqu'à la partie moyenne des cuisses, elle s'enflamme, se mortifie à sa partie la plus déclive, et s'ouvre à cet endroit pour donner passage à des matières fécales très fétides. Pensant forcer les matières à passer par les voies naturelles, la malade applique alors, aussi haut que possible, une ligature fortement serrée sur l'intestin. Douleurs abdominales intenses, vomissements bilieux et stercoraux qui durent jusqu'au 6e jour de l'application de la ligature, où celle-ci tombe avec la portion extra-vaginale de l'intestin. Peu à peu les douleurs disparaissent, les forces reviennent ainsi que, à la longue, son embonpoint. Les déjections s'effectuaient toujours par le vagin. Elles avaient lieu ordinairement peu à peu, durant un quart d'heure, 2 heures et demie après le repas. Quelquefois pourtant la malade rendait par l'anus, tantôt tous les mois, tantôt tout les 2 mois, quelques crotins enduits de mucus.

A l'examen, Casamayor trouve un vagin épais, dur, et un rétrécissement considérable, siégeant à un pouce environ du col de l'utérus. Immédiatement au-dessous du rétrécissement, il existe une ouverture circulaire, capable de recevoir le bout de l'index, et qui livre passage aux matières fécales. L'index gauche placé dans cet orifice et l'index droit introduit dans le rectum, font sentir, interposé entre eux, un cordon dur, mobile qui, descendu de la région iliaque gauche, vient se terminer en serpentant, au bord inférieur de l'ouverture entéro-vaginale : c'est le bout inférieur de l'anse intestinale étranglée, qui ne livrant plus passage aux matières fécales, s'est contracté et par suite oblitéré. Aussi un lavement de quatre litres d'eau tiède, reste tout entier dans le ventre, aucune goutte ne ressort par le vagin. Casamayor refusa à la mala de la laparotomie avec rapprochement et suture des deux bouts de l'intestin divisé, opération conseillée par quelques confrères. Cependant, pressé par la malade, il se décida à tenter d'établir une communication entre l'intestin qui aboutissait au vagin et le rectum, à un pouce et demi au-dessus de l'ouverture entéro-vaginale. Par ce moyen, il espérait que les fèces, trouvant avant d'arriver à l'anus vaginal, une ouverture assez grande pour y passer librement, se jetteraient par là dans le rectum et qu'ainsi, l'anus contre nature, cessant de leur livrer pas sage, se rétrécirait et finirait par s'oblitérer. Pour cela il fit construire une pince à branches séparées et courbes, terminées en forme de spatules perforées, par plusieurs orifices et hérissées d'aspérités ; une vis permettait de graduer la compression des parties saines entre les mors de la pince. Après une diète sévère, l'instrument est mis en place sans difficultés : chaque branche est placée séparément à la hauteur que nous avons déjà indiquée. Cela fait, l'auteur serre la pince jusqu'à ce que la malade témoigne de la douleur, et on la replace dans le lit. Le jour et la nuit qui suivirent, furent marqués par l'apparition des signes d'une légère réaction péritonéale. L'instrument est serré davantage avec l'écrou, et le 25 avril la douleur est entièrement localisée au niveau des mors de la pince : le long des branches de l'instrument, on constatait un léger écoulement muco purulent. Le lendemain, l'instrument est enlevé, emportant dans ses mors la partie comprimée des deux intestins.

Les jours suivants, la malade prend quelque nourriture et ses excréments rejetés, en partie par le vagin, en partie par l'anus, sont mous, mêlés à du pus et striés de sang. Dès le premier mois, le pus et le sang ont disparu, et l'exploration des parties montre qu'il existe au-dessus de l'anus vaginal, un orifice circulaire à travers lequel on fait pénétrer facilement l'extrémité de deux doigts juxtaposés. Ce résultat engagea Casamayor à tenter l'oblitération de l'anus contre nature.

Une grosse canule, mise d'abord dans le rectum, dans le but de supprimer, sur ce point, tout obstacle au cours des matières, dut être rapidement enlevée, à cause de de la douleur qu'elle provoquait. Quelques autres moyens furent essayés dans le même but, mais pas de meilleurs résultats, et dès lors, l'oblitération de l'ouverture entéro-vaginale, fut abandonnée aux seules forces de la nature Quinze jours plus tard, la malade était emportée par une pleuropneumonie, survenue accidentellement. L'autopsie ne put être faite.

OBSERVATION XII (HEINE : *Arch. für klin. Chir*, t. 11. p. 494, 1869).

Primipare de 23 ans, accouche spontanément, après 12 heures de travail, d'un garçon bien constitué. Le placenta tarde à sortir et la sage-femme appelle un médecin

Les tractions sont faites sur le cordon qui se rompt. Seigle ergoté. Au bout d'une heure, introduction de la main droite dans les voies génitales. Pendant les manipulations la malade accuse tout à coup une douleur excessivement vive. Le médecin croit sentir quelque chose qui n'est pas le placenta et l'attire néanmoins au dehors, c'est une anse intestinale. Interdit, le médecin se retire aussitôt. Dans la journée vomissements et expulsion spontanée du placenta. Un autre médecin appelé trouve le ventre peu gonflé et peu sensible. Entre les cuisses pend une anse intestinale, libre de son mésentère, et mesurant environ deux pieds et demi.

Les jours suivants, fièvre, vomissements, ventre ballonné et sensible. Au troisième jour, rupture de l'intestin d'où s'échappent en abondance des matières jaunâtres fluides. Etat général satisfaisant. Au cinquième jour, élimination de l'anse intestinale. Dès lors, amélioration progressive. A la fin du mois elle peut quitter le lit pendant quelques heures. Excoriations génitales très pénibles. Rien ne sort par le rectum. Le toucher révèle alors une ouverture dans le cul-de-sac postérieur.

Plus tard l'examen au spéculum peut être pratiqué, malgré le gonflement et la sensibilité du vagin. Il révéla l'existence de deux ouvertures intestinales, distinctes l'une et l'autre, et qui s'ouvrirent séparément dans le vagin. La plus élevée livrait passage aux matières fécales. La muqueuse intestinale formait un bourrelet à chaque orifice.

Le chirurgien résolut alors de transformer cet anus contre nature en fistule stercorale. On courba sur le plat les branches de l'entérotome de Dupuytren pour les adapter à la courbure du bassin. Ainsi modifié, l'instrument fut introduit par le vagin dans les bouts de l'intestin à une profondeur d'un pouce et demi environ, puis serré. Après vérification, le vagin fut bourré de charpie et la malade reportée dans son lit. Les suites furent des plus simples. Au sixième jour on enlève l'entérotome avec quelque difficulté. Les matières ne sortent plus uniquement par le vagin ; mais on voit bientôt apparaître des phénomènes de rétention intestinale. Le spéculum montre que cela tient à ce qu'une portion de muqueuse intestinale s'engage en forme de coin à travers l'ouverture désormais unique qui occupe le fond du vagin. On pare à cet accident en portant dans la cavité intestinale un morceau d'éponge qu'on fixe et laisse à cet endroit pendant deux jours.

L'écoulement vaginal ne diminue que très peu ; la vaginite et la vulvite deviennent plus intenses, et l'apparition, sur ces points, de membranes diphtéroïdes nécessite bientôt un traitement local énergique. Puis des cautérisations au fer rouge sont faites pour hâter la guérison de la fistule. Tout progrès cesse du moment où l'ouverture ne présente que les dimensions d'un florin.

La malade quitte l'hôpital. Elle y revient six mois plus tard avec un état général satisfaisant ; mais la plus grande partie des matières fécales s'échappent encore par le vagin. Nouvelle application de l'entérotome, et deux mois après on essaye de fermer la fistule par une suture. Quatre points sont placés après avivement. Pas de réaction consécutive. Au bout de neuf jours, les fils sont enlevés. Deux petites fistulettes persistent ; l'une d'elle disparait bientôt spontanément. Contre la deuxième on fait un nouvel avivement, intéressant la lèvre postérieure du col avec deux plans de sutures. La guérison fut alors obtenue. Six mois plus tard, la malade mourait de tuberculose.

A l'autopsie, on trouva à un travers de main de la valvule iléocœcale la portion d'intestin qui adhérait au fond du cul-de-sac de Douglas. A leur jonction, les deux bouts de l'ancien anus contre nature forment un angle de soixante degrés environ. A l'ouverture de l'anse, on constate l'absence d'éperon sur la paroi supérieure ; mais on y voit, en forme de pont dirigé d'avant en arrière, une bride muqueuse, vestige de l'ancienne cloison épargnée en ce point par l'entérotome. Cette bride, appliquée contre la paroi, ne pouvait apporter aucun obstacle au cours des matières. L'anse adhérente formait une excavation infundibuliforme de moyenne largeur ; au fond on reconnaissait une cicatrice linéaire solide.

Tubercules dans les divers organes.

La cicatrice vaginale est transversale, et mesure deux centimètres et demi. Le fond du vagin formait une voûte régulière non interrompue sur laquelle apparaissait seulement l'orifice cervical.

OBSERVATION XIII (JONES. *The Dublin Journal,* 1845, t. 26, p. 162).

Mme Dent, 24 ans, a eu 4 couches normales. Enceinte d'environ 3 mois, elle transporte un sac de farine de 75 kil. et le soir est prise de douleurs dans le bas-ventre. Croyant à une fausse couche, elle envoie chercher un médecin. Ce dernier arrive le lendemain matin, examine la femme et déclare qu'il ne peut faire venir l'enfant. Au bout de quelques instants, nouvel examen qui provoque d'horribles souffrances ; la malade se plaignait qu'on lui arrachait les entrailles du corps. Effectivement, le médecin avait encore la main dans le vagin, quand un paquet d'anses intestinales sortit de la vulve. Jones, mandé à ce moment, trouva ces anses répandues sur le lit. Après examen, il vit qu'une extrémité était complètement séparée et rompue ; l'autre bout, c'est-à-dire celui qui était le plus rapproché du vagin, était presque dans le même état, n'étant plus retenu que par une mince bride. Entre ces deux points, l'intestin était séparé de son mésentère, et mesurait 19 pieds et demi de long. Dans la journée, un fœtus de trois mois fut spontanément expulsé. Les choses restèrent dans cet état, et, au bout de 2 jours, la masse herniée se détacha, laissant un anus contre nature, au fond du vagin. On tâcha de sustenter la malade avec des aliments liquides, mais l'estomac rejetait presque tout ce qu'on y introduisait, et la malade succomba enfin 17 jours après l'accident. A l'autopsie, on ne trouva que 1^m 80 d'intestin grêle dans l'abdomen. Il se dirigeait de l'estomac dans le petit bassin et aboutissait à une ouverture large de 2 ou 3 doigts et situé en arrière et à droite du vagin. Des adhérences la maintenaient à ce niveau. Le colon, resté en place, était mortilié ; l'intestin grêle en avait été séparé près du cæcum. Le mésentère était largement déchiré ; l'utérus n'offrait rien d'anormal.

OBSERVATION XIV (BIRKETT, in *Chirurgia de Holmès*, 1870, T. 2, 11. p. 748).

Dans un cas, le forceps perfora le vagin derrière le col de l'utérus ; les intestins s'échappèrent par la plaie, et on essaya de les réduire. Ils continuèrent toutefois à faire issue au dehors et la partie herniée se sphacéla en 10 jours environ. Enfin, la malade guérit avec une fistule intestino-vaginale. Celle-ci, au bout de 2 ans, fut fermée au moyen d'une opération plastique et, depuis ce temps, les selles eurent lieu par le rectum. On ne peut douter cependant que quelques pouces d'intestin aient été détruits au moment de l'accident.

OBSERVATION XV (MAX BARTELS. — *Archiv. für Gynækologie.* B. d. III, 1872. p. 502).

Femme de 39 ans, vigoureuse et bien portante, met au monde, sans le secours de l'art, 9 enfants bien constitués. En juin 1869, 10° accouchement. Travail lent, vives douleurs. Enfin, environ 36 heures après l'écoulement des eaux, une application de forceps extrait sans difficulté, un enfant très gros, en état de mort apparente.

Pendant que le médecin s'occupait à le faire revivre, la sage-femme introduisit la main pour détacher le placenta et attira au dehors des anses intestinales, qu'elle prenait pour le délivre. Il y avait, paraît-il, le bout supérieur du rectum, plus une anse d'intestin grêle, arrachée. Le lendemain, issue spontanée du placenta et nouvelle procidence de l'anse intestinale, qu'une première réduction avait maintenue dans le ventre. Dès lors, tous les essais de réduction restent sans résultat ; peu à peu l'anse se mortifie et s'élimine dans l'étendue de plusieurs pieds.

Deux mois après, la malade se présente à Max Bartels, qui trouve dans le vagin et hors de la vulve, une masse herniée, volumineuse, perforée de plusieurs orifices, et dont il donne une description à peu près incompréhensible. Toujours est-il que c'était le cul-de-sac postérieur qui livrait passage à cette masse herniée, que le rectum communiquait avec le vagin, de même que l'intestin grêle, et qu'enfin il existait, en avant, une large fistule vésico-vaginale. Enfin, au sillon de réflexion du vagin sur le prolapsus, existe une ouverture en forme de fente et dans laquelle une sonde pénètre facilement, c'est la cavité utérine. Après toutes ces constatations, l'auteur se décide à pratiquer l'abrasion en masse, de toutes les parties prolabées, afin d'établir ainsi un anus vaginal simple siégeant sur un plan uni. L'opération ainsi comprise, est exécutée le 19 novembre 1869, à l'aide d'un cautère rougi. Le même instrument suffit pour arrêter l'hémorrhagie fournie par divers rameaux de l'artère mésentérique. Les suites furent des plus simples.

Examen fait 17 jours après l'opération : le cul-de-sac postérieur est complètement dégagé. On y voit l'anus contre nature sous forme d'une ouverture de 2 groschen ; c'est par là que la défécation continue à se faire, bien que dans le rectum on trouve quelques scybales. Peu à peu, les matières passent en partie par le rectum. En janvier 1870, des cautérisations réitérées au fer rouge, tentent d'amener la fermeture de l'anus vaginal, mais inutilement. A la fin de février, une selle solide sort par le vagin, et dès lors, rien ne passe plus par le rectum. Ce fait décide l'opérateur, M. Wilms, à fermer en une seule séance la fistule vésicale et l'anus anormal. Un large avivement permet d'affronter de part et d'autre, de vastes surfaces cruentées, maintenues par des sutures au fil d'argent et à la soie. Une sonde à demeure est mise dans la vessie. Absence de réaction fébrile ; mais au bout de 6 jours, des vents s'échappent par le vagin. Au 20e jour, la fistule vésicale est guérie, mais l'anus accidentel persiste, à peine diminué. Cependant, peu à peu, la rétraction cicatricielle l'amena à n'avoir bientôt plus que les dimensions d'une lentille. Nouvelle tentative de suture, nouvel insuccès, et les matières passent toujours presque entièrement par le vagin. Le doigt introduit par l'anus normal trouve que la paroi rectale forme un cul-de-sac, qui n'a d'issue qu'en haut et en avant, issue qui conduit dans le vagin. La malade quitte bientôt l'hôpital ; elle est radicalement guérie de sa fistule vésicale, mais conserve toujours son anus vaginal.

Observation XVI (*Observationes rariores anatomic-medic-chirurgicæ*, 1687 par Vander Wiell).

La fille de Jonas Pergo avait eu quatre enfants, et avait beaucoup souffert à chacun de ses accouchements. Enceinte pour la cinquième fois, elle éprouve de vives incommodités, et, quelque temps avant le terme de sa grossesse, des douleurs beaucoup plus violentes qu'auparavant. Ces douleurs diminuèrent trois jours avant l'accouchement.

Quand vint le temps de la parturition, elle ne put, avec le secours de la sage-femme, se débarrasser de son enfant, qui paraissait être mort depuis plusieurs jours, et qu'on trouvait les mains croisées derrière le cou, la face tournée obliquement en haut vers le pubis. Les symptômes divers et de plus en plus graves, tels que des syncopes, l'oppression, le frisson et la fièvre, survinrent successivement. Il y eut des vomissements de matière fécale, parce que le fœtus placé contre le rectum comprimait cet intestin de manière à fermer le passage aux excréments (?) Des accidents aussi alarmants me firent enfin appeler avec Corneille Solingen, chirurgien expérimenté et médecin habile, qui pratiqua en ma présence l'extraction du fœtus. Il était mort depuis plusieurs jours, comme le prouvaient l'aspect extérieur et l'état de la peau, qui se détachait avec facilité.

Le délivre ne venant pas, le chirurgien se disposa à aller le chercher, en suivant le cordon. Les intestins de la femme se présentèrent à sa main avant le placenta, et bientôt il trouva cet organe, plongé aux trois quarts dans la cavité abdominale, placé en dehors de la matrice, qui déjà débarrassée du fœtus depuis plusieurs jours, était revenue sur elle-même, et formait une tumeur dure qu'on aurait prise d'abord pour un squirrhe. Il détacha la partie du placenta qui tenait encore à l'utérus, et en fit l'extraction. La femme succomba le jour même.

Le lendemain, devant mon frère et moi, Solingen fit l'ouverture du corps. Le ventre était extraordinairement tendu et volumineux. A l'ouverture, il s'en échappa une assez grande quantité de gaz fétide et de sang coagulé et de bonne couleur. Solingen, introduisant alors une main par la vulve, reconnut de nouveau les intestins, et trouva l'utérus placé au-dessus du pubis. A la partie inférieure de ce viscère, près de son orifice interne et en arrière, c'est-à-dire à l'endroit où le péritoine l'abandonne pour se porter sur le rectum, existait une large rupture, à travers laquelle tout le corps du fœtus avait passé dans le ventre de la mère, à l'exception de la tête et des bras, qui étaient croisés, comme nous l'avons dit, à la partie postérieure du cou. C'est pour cela que l'enfant se trouvant ainsi logé tout à coup dans une cavité plus étendue, la mère avait éprouvé quelque soulagement trois jours avant son accouchement.

OBSERVATION XVII (POUTEAU. Mélanges de chirurgie, 1760, p. 485)

En janvier 1758, Pouteau fut appelé près d'une femme en travail depuis quarante-huit heures. Les douleurs étaient peu vives, mais l'état général était très grave, et la veille il s'était produit une perte de sang considérable. La sage-femme affirmait avoir perçu la tête par le toucher pratiqué au début du travail. On ne la trouvait plus quand Pouteau arriva. « Nous entrions, dit-il, la main de plein abord dans un espace qui nous paraissait assez grand ; nous sentions sur le devant un corps rond de la grosseur de la tête d'un enfant, mais qui n'en avait point la solidité, et nous ne discernâmes en aucune manière rien qui pût nous assurer de l'existence d'un enfant ». Il fallut pour lui faire admettre l'existence d'une grossesse que l'ouverture du cadavre lui montrât un volumineux fœtus passé dans la cavité abdominale. Il existait une ouverture irrégulière, de trois à quatre pouces de long, et qui intéressait la partie postérieure de la matrice et du vagin mais beaucoup plus cette dernière portion. La grosseur qu'il avait sentie sans la reconnaître n'était autre que l'utérus contracté et vide. Cavité péritonéale pleine de sang.

Observation XVIII (Chevreul, Précis de l'art des Accouchements. 1782, p. 155).

J'ai été appelé en consultation le 6 décembre 1781, pour une femme dont l'enfant avait passé dans le bas-ventre par une rupture qui s'était faite à la partie postérieure et supérieure du vagin.

Cette femme ne se plaignait que d'une angoisse vers le creux de l'estomac et d'une douleur très vive vers le nombril qui formait une tumeur de la grosseur d'une petite noix. L'angoisse et la douleur du nombril ont continué jusqu'à la mort malgré qu'on eût fait la gastrotomie et que la femme ait survécu plus de trente heures à cette opération.

Observation XIX (13e fait de Coffinières).

En fructidor de l'An IV, je fus accoucher la femme d'un laboureur de la commune de Verdun. Le bras de l'enfant avait paru aux premières douleurs; la sage-femme qui l'assistait demanda du secours. On fut en chercher une autre qui, avec plus de hardiesse et non moins d'ignorance, fit rentrer le bras, et refoula l'enfant, jusqu'à ce que la malade sentit de grandes douleurs dans le bas-ventre. Je trouvai l'enfant passé dans l'abdomen, et le vagin déchiré postérieurement. Cette femme survécut cinq jours sans souffrir.

Observation XX (14º fait de Coffinières).

Le 3 vendémiaire de l'An VI, ayant été accoucher la femme d'un brassier de la commune d'Icel, je trouvai l'enfant dans le ventre de la mère, et le vagin déchiré entre l'intestin rectum et la matrice. Après avoir terminé l'accouchement par les voies naturelles je donnai tous mes soins à la malade, qui survécut trois jours; j'appris que l'enfant ayant présenté le bras, un prétendu accoucheur avait essayé à toutes forces de le faire rentrer; qu'il en était résulté un craquement dans le bas-ventre, suivi de perte de sang et de faiblesse; et que notre homme, à l'aspect de ces désordres, s'était sauvé, en recommandant le secret sur sa conduite.

Observation XXI (Ingleby, London médical repository, t. 13).

Mme Turner, 31 ans, tertipare, entre en travail le 6 octobre 1819 à trois heures du matin. Douleurs vives et rapprochées. Rupture des membranes entre cinq et six heures. Contractions de plus en plus violentes sans qne le fœtus progresse. A deux heures de l'après-midi douleur très aiguë : il semble à la malade qu'on lui a déchiré les entrailles. Aussitôt après, cessation de toute douleur. Légère hémorrhagie par le vagin ; vomissements et douleur épigastrique jusqu'à la mort qui arrive dans la matinée du 8. Auparavant le toucher fait croire à Ingleby que la présentation de l'enfant est naturelle, mais que la tête est trop élevée pour qu'on puisse faire usage du forceps. Le volume de l'abdomen paraissait naturel pour une femme enceinte, et la main appuyée sur le ventre ne faisait rien reconnaître d'extraordinaire. Cependant l'autopsie montra que l'enfant était passé dans l'abdomen, et que la partie postérieure du fœtus correspondait directement aux parois de l'abdomen de la mère. Utérus sain, contracté. Vagin irrégulièrement déchré à sa partie supérieure, presque immédiatement à son point de jonction avec le museau de tanche.

Observation XXII (L. A. Baudelocque : Elytrotomie ou section du vagin 1844. p. 21).

Au mois d'avril 1842, je fus appelé par l'un de mes confrères pour l'aider à terminer un accouchement : la patiente avait eu déjà plusieurs enfants, mais petits. Elle ne présentait aucun signe de rachitisme quoiqu'elle fût assez petite ; le travail avait commencé la veille dans la journée : la rupture des membranes avait eu lieu à cinq heures du soir, la tête était au détroit supérieur, non engagée dans ce détroit, depuis plusieurs heures, lorsque son accoucheur administra un premier gramme de seigle ergoté qui ne produisit aucun effet. Un second gramme fut donné un quart d'heure après, et fut suivi de contractions utérines qui se succédèrent très promptement, puis cessèrent tout à coup. L'abdomen changea de forme et la grosseur de l'utérus diminua à vue d'œil, tandis que le côté gauche de l'abdomen augmenta de volume d'une manière frappante. Ce changement dans la forme et le volume de l'abdomen alarma les assistants; on demanda un consultant, je fus désigné. Introduit auprès de la femme, je reconnus que l'utérus, qui occupait le côté droit, était tellement contracté qu'il devait être vide, que le côté gauche de l'abdomen était très gros et sensible au point que je ne dus pas presser sur lui pour sentir le produit de la conception, qui du reste était derrière les intestins; enfin je reconnus que la tête était au-dessus du détroit supérieur. Je proposai, pour extraire le fœtus, d'appliquer le forceps et de tirer sur cet instrument pendant dix minutes seulement. Cette proposition fut acceptée et exécutée sans résultat; alors je fis la version. En suivant avec la main gauche le côté du fœtus qui était en arrière, je sentis parfaitement les intestins grêles qui tombaient entre mes doigts. A part cette circonstance je fis la version avec une très grande facilité; puis avec la même main je suivis le cordon ombilical jusqu'au placenta, qui se trouvait également dans la cavité abdominale. Je reconnus alors très positivemént que le vagin était rompu largement à son union avec l'utérus et au-devant de la saillie sacro-vertébrale, et que l'obstacle à l'entrée de la tête dans le bassin était un rétrécissement léger du diamètre sacro-pubien.

Des symptômes de péritonite se manifestèrent; je les combattis par un traitement antiphlogistique actif: quatre saignées de 500 gr. chacune furent faites en quarante-huit heures. Cependant des vomissements eurent lieu vers la fin du 2ᵉ jour; c'est alors que je crus devoir, pour dimiuuer la tension, le ballonnement et la sensibilité de l'abdomen, prescrire un bain. J'ignorais alors que quand une femme prend un bain *l'eau entre toujours dans les organes de la génération*. Toutefois on m'assura qu'à la sortie du bassin, cette femme avait le ventre beaucoup plus volumineux qu'auparavant, et deux heures après elle mourut.

A l'ouverture du cadavre, je trouvai dans la cavité abdominale : 1° une grande quantité d'eau légèrement sanguinolente; cette eau provenait-elle de l'eau du bain, ou d'un épanchement qui se serait formé dans cette cavité par suite d'inflammation, ou de ces deux causes à la fois? Cette dernière hypothèse est la plus probable. 2° la rupture du vagin déjà *presque cicatrisée* et laissant à peine passer trois doigts ; 3° le péritoine légèrement rouge, couleur qui lui avait probablement été communiquée par l'épanchement de sang qui avait accompagné et suivi la rupture du vagin ; enfin je remarquai que le diamètre sacro-pubien n'avait pas plus de trois pouces et un quart.

OBSERVATION XXIII (MOYSANT. *Presse médicale belge* 17ᵉ année 1865, p. 77).

Une femme de 37 ans a eu déjà six enfants, dont deux avec application de forceps. Lors du septième accouchement, comme la tête restait au-dessus du détroit supérieur, un médecin fait la version. Ne pouvant extraire la tête il coupe ou arrache le tronc, laissant la tête dans l'utérus. Pour l'extraire, le forceps, le crochet aigu sont inutilement employés. La malade est envoyée à l'hôpital. A son entrée on constate une perforation par laquelle la tête s'échappe dans l'abdomen. En la repoussant, elle démasque l'ouverture par laquelle l'intestin vient aussitôt faire hernie. Mort après quelques heures.

A l'autopsie on trouve la tête logée dans le flanc gauche, dans la cavité péritonéale. Une large déchirure ouvre le vagin au niveau de son union avec le col de l'utérus dans le cul-de-sac postérieur et s'étend jusqu'à la vulve.

OBSERVATION XXIV (Mme LACHAPELLE. Pratique des accouchements, t. 3, p. 188).

Une tertipare petite, maigre et portant des traces de rachitisme, entre en travail le 31 mai 1810, à minuit. Premier accouchement, au forceps, d'un enfant qui meurt aussitôt ; deuxième accouchement spontané, mais d'un enfant fort petit et non viable.

Après quelques heures le travail s'arrête et on applique le forceps. Les tentatives sont faites inutilement durant plus d'une heure et demie. Dans l'après midi nouvelles applications durant deux heures et sans plus de succès. Enfin le 1ᵉʳ juin à 9 heures du soir la femme est apportée à la Maternité. Grande faiblesse, pâleur excessive, vomissements, extrémités froides, vives douleurs dans la partie gauche du ventre, vulve tuméfiée.

La tête fœtale est dans l'excavation et cependant on peut encore sentir l'angle sacro-vertébral. Diamètre sacro-pubien de trois pouces moins un quart.

A 2 heures du matin accouchement spontané presque sans efforts d'un enfant mâle, mort et *macéré,* pesant 6 livres. Grosse tumeur sanguine sur le pariétal gauche. Forte dépression sur le frontal droit, due à la saillie du promotoire. Les douleurs et les vomissements persistent dans la journée et la mort arrive à 11 heures du soir.

A l'autopsie, péritonite intense avec, par places, des flocons d'enduit sébacé.

L'utérus présente en arrière : 1° un trou assez grand pour admettre le pouce, et percé dans la paroi postérieure du col vers son milieu, 2° une grande ouverture à bords lacérés et ecchymosés, occupant toute la moitié supérieure de la paroi postérieure du vagin complètement détruite en cet endroit.

OBSERVATION XXV (Mme LACHAPELLE, Pratique des accouchements, t. 1, p. 441 (Observation XV).

Marie Mar... âgée d'environ 23 ans, avait déjà eu trois enfants. Elle était faible et lymphatique, enceinte de 9 mois. Elle commença à souffrir le 22 juin 1812 ; les membranes se rompirent le 26 au matin.

Le 29, on essaya d'aller chercher les pieds, puis d'appliquer le forceps : après des efforts répétés inutilement, on nous apporta la malade.

Le toucher m'apprit que la face se trouvait un peu engagée dans le détroit supérieur et que le vagin était séparé, en arrière du col de l'utérus, par une large déchirure qui donnait passage à deux portions d'intestin grêle. Je tentai d'aller chercher les pieds, et ma main fut à peine entrée dans l'utérus qu'elle me fit sentir une nouvelle lésion, c'est-à-dire une ample rupture à gauche et en arrière. La première était due sans doute au forceps ; il est probable que la deuxième avait été produite par la main, lorsqu'on avait essayé la version du fœtus.

Crâniotomie puis application du forceps. Extraction d'un enfant pesant sept livres.

Mort le lendemain, avec tous les signes d'une péritonite.

OBSERVATION XXVI (Mme LACHAPELLE, Pratique
des accouchements, t. III. p. 192).

Mannette Pon..., 28 ans, entre à la Maternité, le 13 octobre 1815, à 6 heures du soir. Prostration extrême. Le travail durait depuis 5 jours, et, depuis 4 jours, l'eau de l'amnios était écoulée. Bassin bien conformé. Plusieurs personnes avaient déjà tenté de produire l'accouchement par le forceps, et aussi par la version. Vulve tuméfiée, périnée déchiré presque jusqu'au sphincter de l'anus ; tête dans l'excavation. Enfant mort. Absence de contractions utérines. Crâniotomie ; grandes difficultés pour extraire le tronc. Après la délivrance, on explore le vagin, et on le trouve séparé du col de l'utérus dans toute sa moitié postérieure. L'état général reste grave. Au 2e jour, eschare à l'entrée du vagin. On évite les injections à cause de la perforation vaginale. Lochies noirâtres et fétides. Au 3e jour, une amélioration se produit et se confirme les jours suivants. Pendant huit jours on sonde la malade. Par le vagin, se fait un écoulement purulent très abondant qui diminue peu à peu et le vingtième jour de ses couches, la malade sort parfaitement rétablie.

L'auteur croit que la rupture vaginale doit être rattachée aux efforts produits, dans les tentatives de version, pour refouler la tête de l'enfant au-dessus du détroit supérieur. La déchirure du périnée serait le fait du forceps qui aurait dérapé.

OBSERVATION XXVII (Mme LACHAPELLE. Pratique des accouchements, t. 3, p. 191).

M. Math..., entrée à l'hospice le 9 décembre 1815, était en travail depuis 36 heures ; l'orifice utérin était épais et dur, quoique assez largement ouvert, et l'utérus avait cessé de se contracter. Nous jugeâmes qu'il fallait suppléer la nature impuissante, et l'orifice offrant une largeur suffisante, je me décidai à appliquer le forceps. La tête s'offrait dans la première position ; l'application fut régulière, mais l'extraction fut un peu pénible ; le vagin semblait participer à la dureté de l'orifice utérin : cependant, nous parvînmes bientôt à amener une fille vivante et du poids de six livres. La mère se porta bien dans les premiers jours ; mais bientôt se développa une péritonite qui l'enleva au 9e jour de ses couches.

A l'ouverture du cadavre, outre l'épanchement ordinaire après cette phlegmasie, on trouva, à la partie postérieure et supérieure du vagin, une rupture assez considérable Les adhérences couenneuses avaient empêché la matière de l'épanchement séro-purulent de s'échapper par le vagin.

OBSERVATION XXVIII (PEREIRA ET LASSERRE, *Archives générales de Médecine*, 1843).

La nommée Fossé, âgée de 34 ans, primipare, médiocrement robuste et bien conformée, entre à la Maternité, en travail, le 31 janvier 1841. La tête étant dans l'excavation et avançant peu, on juge, d'après les rapports de la femme, que le travail est commencé depuis trente-cinq heures, et qu'il y a indication d'appliquer le forceps. L'enfant, qui était vivant avant l'opération, est extrait mort, et la mère succombe à une péritonite aigüe, le 7 février. A l'autopsie, on trouva dans le vagin des ulcérations syphilitiques, et à la partie supérieure et postérieure de ce conduit, une ouverture arrondie qui communiquait avec la cavité péritonéale, dans le cul-de-sac recto-vaginal. Cette perforation, dont les bords sont taillés en biseau du vagin vers la séreuse, n'a pas, dans ce dernier sens, plus de 3 millimètres de diamètre, tandis que la perte de substance, du côté

du vagin, en a 15 ou dix-huit ; elle ne ressemble en rien aux ulcérations syphilitiques. Le péritoine offre, au pourtour de l'orifice,
des fausses membranes adhérentes. Cette péritonite réparatrice n'at-elle pas été le point de départ de l'inflammation séreuse, qui a
déterminé la mort ?

L'auteur incrimine le forceps qui aurait agi, soit en déchirant
le vagin, soit en provoquant une petite escarre dont la chute aurait
produit la perforation.

OBSERVATION XXIX (LEHMAN. — Ein Beitrag fur Lehre über die
Rupturen der Uterus und der Vagina. *Monatschrift für Geburts-
hunde*. Volume XII. p. 417).

Femme ayant eu trois accouchements réguliers. Le 18 juillet 1847,
elle entre en travail pour la quatrième fois et perd les eaux dans la
soirée. Travail lent. Dans la nuit du 19 au 20, on donne du seigle
ergoté. Puis bientôt est appliqué le forceps sur la tête arrivée dans
l'excavation. Pendant les tractions, la malade se redresse tout à
coup, et tombe morte à la renverse. On enlève le forceps et
l'examen montre que le vagin est plein de sang poisseux. De plus,
à droite et en arrière, à l'insertion vaginale, il existe une grande
déchirure obliquement dirigée. Par cette ouverture, la main pénètre
dans l'abdomen et reconnaît les anses intestinales. Bassin de
10 centimètres environ.

Nouvelle application de forceps sans résultat. Version facile,
mais enfant mort.

OBSERVATION XXX (PROF. HERRGOTT, in Budin, *Thèse d'agrégation*, 1878, p. 55).

L'auteur fut appelé en 1850, auprès d'une femme qui avait déjà,
depuis le début du travail, subi plusieurs applications de forceps
sans résultat. En examinant la malade il reconnut facilement dans
le vagin la présence d'une anse intestinale prise par un confrère
pour le cordon ombilical. Elle sortait par la partie postérieure latérale gauche du vagin. Cette anse fut refoulée et une application de

forceps amena au dehors un fœtus mort. Après l'accouchement l'anse
ne redescendit point dans le vagin.

Pendant deux jours la malade resta dans un état peu rassurant de
grande prostration, mais elle se rétablit complètement au bout d'une
vingtaine de jours.

OBSERVATION XXXI (Prof. TARNIER. in *Thèse d'agrégation* du
Dr Budin, 1878, p. 52).

Une rachitique, dont le bassin est de 88 mm. accouche de son
premier enfant, à l'aide d'une céphalotribsie. Lors de sa deuxième
grossesse M. Tarnier décide, au huitième mois, de provoquer l'accouchement et d'employer à cet effet les douches utérines. La pompe
à douches est manœuvrée par les élèves du service. Rien d'extraordinaire n'attire l'attention pendant l'administration de la douche,
sauf que la main appliquée sur le ventre perçoit une sensation
de vibration chaque fois que le piston de la pompe est abaissé.
Mais à la fin de la séance la femme ne peut se tenir debout, et l'on
est obligé de la reporter à son lit. Un quart d'heure après, frisson
intense suivi bientôt de douleurs abdominales avec nausées et vomissements. Cette péritonite suraiguë emporte la malade en deux
jours, trois heures après l'extraction d'un fœtus venu par le siège.
A l'autopsie l'utérus n'offre rien de particulier. A gauche de cet organe, sur un point de la surface péritonéale qui répond au cul-de-
sac postérieur du vagin, on observe une infiltration sous-séreuse
occupant une large surface, au centre de laquelle se voient quatre
orifices disposés comme des trous d'arrosoir. Ces perforations
très nettes ne sont nullement artificielles. Au niveau de ce même cul-
de-sac postérieur on trouve, du côté du vagin, un espace d'aspect
mucilagineux, noirâtre, au centre duquel existe une large perte de
substance à bords irréguliers et béants qui communique avec la
cavité péritonéale par les quatre ouvertures décrites plus haut.

Observation XXXII (Devillez. *Thèse*, Paris 1869. p. 39).

Marie Baudet 33 ans, bouquiniste, forte et avec un bassin normal, ayant eu une fille il y a cinq ans, est arrivée au terme de sa deuxiè-me grossesse. Les premières douleurs ont apparu le 8 août 1861, à midi : la rupture des membranes a eu lieu le 9 août à minuit.

Cette femme fut apportée le 11 août à la clinique, parce que la sage-femme qui lui donnait des soins, et deux docteurs appelés pour terminer l'accouchement ne peuvent extraire l'enfant. L'utérus fortement contracté sur l'enfant qui présentait l'épaule gauche en première position, ne permit pas qu'on pénétrât facilement dans sa cavité. Aussi les premières tentatives faites à la clinique pour opérer la version donnèrent-elles lieu à la rupture du vagin qui, contus et mortifié, n'avait besoin que d'un petit effort pour se rompre. Le travail terminé le 11, à 9 heures vingt minutes, du soir avait duré 81 heures.

L'enfant, mort-né, du sexe féminin, était fort gros et pesait 4.100 grammes.

L'épaule droite était fortement engagée ; il était impossible de la déplacer, et ce fut en passant à côté que la rupture s'opéra.

La femme mourut le 13 août, à cinq heures du matin.

Observation XXXIII (Devillez. *Thèse*, Paris, 1869, p. 50).

Corbat, 31 ans, entre à l'hôpital le 29 janvier 1863, à six heures du soir. Bassin normal. Une fausse couche. Le travail a débuté le 29 janvier à 9 heures du matin ; rupture des membranes et dilatation complète le même jour à trois heures du soir. Sommet en gauche antérieure. Accouchement spontané à quatre heures du soir. Une heure après l'accouchement, la délivrance n'étant point faite, on tire sur le cordon, ce qui provoque une hémorrhagie grave. Un médecin appelé introduit sa main dans le vagin, mais ne peut pas la faire pénétrer jusque dans l'utérus. L'hémorrhagie continue. A la clinique les manœuvres pour la délivrance artificielle font constater un placenta incomplètement décollé. La femme très anémiée meurt à huit heures du soir.

A l'autopsie : perforation du vagin immédiatement en dessous et à gauche du col utérin, cette déchirure semble avoir été faite par des grattages. De l'autre côté des érosions existent, mais ne pénètrent pas au-delà de la muqueuse vaginale.

OBSERVATION XXXIV (DEVILLEZ. *Thèse*, Paris, 1869, p. 56).

Primipare de 28 ans, entre en travail le 7 février 1865, à 4 heures du matin. Bassin rétréci : le diamètre promonto-sous-pubien est de neuf centimètres sans correction. Présentation du sommet,

Elle entre à l'hôpital le 10 février 1865, à 4 heures du soir.

En ville on avait fait une première application de forceps, le 8 février au soir, mais sans succès. Deux jours après, nouvelle tentative aussi infructueuse. On aurait même essayé une version, mais sans résultat. D'ailleurs la malade a pris du seigle ergoté.

A son arrivée dans la salle, la femme est très déprimée, la **vulve** est œdématiée, l'utérus contracturé.

Depaul fait une crâniotomie, puis tente d'appliquer le céphalotribe : l'instrument glisse. On se décide à extraire l'enfant avec le crochet, ce qui demande trois quarts d'heure d'efforts. Poids de l'enfant 2.300 gr. sans le cerveau.

Pas d'hémorrhagie : néamoins la malade meurt le 12 février au matin.

A l'autopsie on trouve dans le cul-de-sac vaginal postérieur, une perforation qui donne accès dans l'abdomen. Bassin de sept centimètres.

OBSERVATION XXXV (DEVILLEZ. *Thèse*, Paris, 1869, p. 50).

Thérèse Rabasse, 41 ans, entre à terme le 22 mai, 1866, à six heures du matin à l'hôpital. Bassin normal. Trois grossesses antérieures. Le travail a débuté le 21 mai, à six heures du matin. On a déjà essayé en ville de faire une version. Le bras droit pend hors de la vulve, Absence de contractions utérines. Le même jour à neuf heures. M. Depaul fait la version, et amène avec quelques difficultés un enfant vivant, mais faible, qui est cependant ranimé sans insufflation.

Mort de la femme le surlendemain 24 mai. Elle présentait une rupture du vagin à son insertion avec l'utérus, en arrière et à gauche, de l'étendue de quatre centimètres environ. Epanchement sanguin dans le tissu cellulaire du bassin et de l'hypogastre, allant jusqu'à la région lombaire.

OBSERVATION XXXVI (MARTEL. *Archives de Tocologie*, janvier 1877, p. 54).

Le 24 novembre 1874, une primipare de 41 ans, à terme, entre à la clinique. Pas de signes de rachitisme. Début du travail le 22 novembre; fortes contractions à minuit et rupture des membranes à minuit et demi.

Le 23, à quatre du matin, un médecin est appelé. Il conseille d'attendre. A trois heures du soir un nouveau confrère vient seconder le premier. A partir de six heures du soir les deux médecins ont appliqué plus de 10 fois le forceps, et ces opérations, d'après le dire de la malade, ont été très douloureuses. On fait même quelques tentatives de version malgré que la tête soit fortement engagée. Un troisième médecin est alors appelé qui tente en vain d'appliquer le céphalotribe sans avoir perforé le crâne. Devant ces insuccès on se décide à envoyer la femme à la clinique, après quarante-huit heures de vives douleurs.

Le 24 à huit heures, M. Depaul trouve une femme très fatiguée, avec un pouls fréquent, filiforme, une peau brûlante. Le ventre est ballonné, les parties génitales œdématiées, fortement contuses avec de nombreuses eschares. Enfant mort. Au toucher bosse séro-sanguine énorme avec un chevauchement osseux considérable. Application du céphalotribe et extraction à l'aide du forceps ordinaire d'un enfant pesant 3,050 grammes sans la matière cérébrale.

Une péritonite intense se déclare et entraîne la mort de la malade, le 26 novembre, à dix heures du matin.

A l'autopsie, péritonite suppurée; nombreuses extravasations sanguines dans le petit bassin; quelques anses intestinales présentent, au voisinage de l'utérus, des escarres noirâtres.

Utérus fibromateux avec col dilacéré.

A droite, dans le cul-de-sac postérieur du vagin, existe une perforation de la grandeur d'une pièce de cinq centimes, et en plusieurs autres endroits, des parties contuses et des eschares de couleur noirâtre.

Diamètre antéro-postérieur du détroit supérieur, dix centimètres.

OBSERVATION XXXVII. (Dr HYERNAUX. *in* Budin, *Thèse d'agrégation* 1878, p. 56)

Déchirure du cul-de-sac utéro-vaginal gauche pouvant admettre trois doigts (juste la largeur du forceps) produite par l'introduction de la branche gauche du forceps. Issue d'un paquet d'intestins grêles reposant sur le lit entre les cuisses de la femme. Réduction de la masse intestinale. Application du forceps au détroit supérieur. Extraction du fœtus. Guérison.

OBSERVATION XXXVIII (CH. PETIT. — *Bulletins de la Société anatomique* 1875).

Chez une femme à bassin oblique ovalaire on fait, sans succès, une application de forceps au détroit supérieur. Céphalotribsie facilement exécutée. Après l'extraction du fœtus on put observer que le crâne avait été pris d'une bosse frontale à la bosse pariétale du côte opposé. Bien que l'instrument eût un peu glissé, la voûte crânienne aplatie était encore solidement pincée entre les extrémités des cuillers. Mais en outre de la plaie du perforateur, qui avait porté juste sur la fontanelle postérieure, le cuir chevelu présentait deux ou trois petites solutions de continuité en rapport avec des angles osseux.

A l'autopsie on trouva à la partie supérieure et postérieure du vagin une petite solution de continuité longue d'un centimètre et demi à bords grisâtres, assez nets, et qui pénétrait dans le cul-de-sac de Douglas. L'auteur estime qu'elle ne pouvait avoir été produite que par l'un des angles osseux de la tête fœtale qui avaient traversé le cuir chevelu.

Observation XXXIX. (Gaillard Thomas, *The American journal of obstetrics*, t. 8. p, 325, 1875)

Une jeune femme à bassin vicié, et en travail depuis vingt heures, a déjà subi sans succès de nombreuses tentatives d'applications de forceps. Enfant mort. L'auteur, en pratiquant le toucher, trouve en arrière de l'utérus, une déchirure du vagin par laquelle son doigt pénètre dans le cul-de-sac de Douglas, et rencontre une anse intestinale. Il pratique la réduction de son mieux, puis applique le céphalotribe. Guérison de la femme.

Observation XL (Résumé. Schneider, *Arch für Gynœkologie Band XXII* Heft, 2):

Accouchement spontané chez une multipare de 34 ans. La délivrance avait été faite par un médecin, après plusieurs tentatives infructueuses de la sage-femme. L'auteur appelé constate une déchirure transversale du cul-de-sac postérieur, permettant le passssage de quatre doigts. Enlèvement des caillots et introduction dans le vagin d'un tampon de gaze listérienne trempée dans une solution phéniquée à 3 %. Plusieurs fois par jour la plaie est lavée avec cette solntion. Guérison sans aucun accident inflammatoire ou septique.

Dans ce cas, il n'y avait pas de saillie du promontoire, pas de pointe osseuse ou de bords aigus. L'utérus était fortement incliné en avant par suite du relâchement des parois abdominales. Cette déviation de l'axe de la matrice par rapport à l'axe du bassin paraît être, aux yeux de Schneider, la cause de la déchirure, à moins que celle-ci n'ait été produite par les tentatives de délivrance.

Observation XLI (Saucerotte, *in* Mélanges de Chirurgie, deuxième partie).

Une dame, âgée de 25 ans, est accouchée de son premier enfant. La tête de l'enfant, fort grosse, étant restée soixante heures au passage, l'accouchement fut terminé par le forceps.

La fourchette, ainsi que la cloison recto-vaginale, excepté le sphincter de l'anus, ont souffert un déchirement; et lorsque, dans les premiers jours après l'accouchement, les matières fécales se sont présentées, une partie a pris sa route par l'anus tandis que l'autre l'a prise par le vagin : c'est dans cet état que cette dame est venue à Lunéville, plus de 40 jours après ses couches.

La déchirure recto-vaginale mesurait environ quatre centimètres d'étendue.

OBSERVATION XLII (L. BUDIN. Obstétrique et Gynécologie, p. 596).

La nommée Leg... Renée, 29 ans, entre le 21 avril 1883, à la Maternité de Tenon. Primipare. A eu ses dernières règles le 7 août 1882. Début du travail le 21 avril, au matin. Deux heures et demi après, rupture de la poche des eaux. Les douleurs se rapprochent et augmentent d'intensité durant toute la journée. Vers huit heures du soir un médecin appelé chez elle tente une application de forceps. Malgré trois essais successifs la deuxième branche ne peut être introduite. Reconnaissant un rétrécissement, le médecin fait transporter la malade à l'hôpital, où elle arrive à onze heures du soir.

Douleurs toutes les dix minutes ; température normale. Utérus développé comme chez une femme à terme. En explorant le détroit supérieur on sent assez haut une masse dure, non morbile, et régulière comme la tête. Au fond de l'utérus on trouve le siège, à peu près sur la ligne médiane. Foyer d'auscultation sous l'ombilic et à droite de la ligne médiane : battements rapides, mais réguliers et normaux. Dilatation presque complète. Une grosse bosse séro-sanguine gêne beaucoup l'examen. Tête très haute, immobile. Œdème des parties maternelles. Le doigt ne peut arriver à sentir l'angle sacro-vertébral.

D'ailleurs aucun signe apparent de rachitisme.

Une demi-heure après son arrivée, la malade est chloroformisée pour une application de forceps. L'introduction des branches est facile, mais dans le placement de la branche postérieure on reconnaît que le promontoire est très saillant et il faut, avec la main conductrice, repousser la cuiller contre la tête pour lui faire franchir le détroit supérieur.

L'articulation est facile, mais les tractions ne donnent aucun résultat. Le forceps dérape deux fois ; à chaque fois il est retiré dès qu'il commence à glisser pour éviter tout traumatisme, et à chaque application on est gêné par la saillie du promontoire. La cuiller postérieure, introduite au-dessus du promontoire, descend facilement et, en cherchant à la maintenir, un ressaut se produit lorsqu'elle retombe dans l'excavation. En la replaçant on la sent buter comme la première fois. La troisième application ne donnant aucun résultat, on abandonne les tractions. Battements du cœur non modifiés. — On fait alors prévenir un accoucheur.

A quatre heures du matin même état ; le vagin et la vulve sont fortement œdématiés. Les battements fœtaux restent bons.

A sept heures, l'enfant a perdu du méconium, les douleurs sont beaucoup plus espacées. M. Budin, assisté de M. Maygrier, fait une nouvelle application de forceps qui n'amène aucun résultat (c'est la cinquième tentative). La crâniotomie est décidée, bien que l'enfant soit vivant.

Introduction du perforateur de Blot qu'on s'efforce, après pénétration dans le crâne, de diriger vers le bulbe.

On fait alors de nouvelles tentatives d'extraction avec le forceps resté appliqué. La voûte s'engage, puis bientôt la tête reste de nouveau fixe. On applique le céphalotribe : une branche en arrière et à gauche, une branche en avant et à droite. Quand on commence le broiement les battements sont encore normaux. Mais, dès ce moment, ils s'assourdissent, diminuent et finalement cessent quand les branches sont complètement rapprochées. Extraction avec petite déchirure du périnée au passage des épaules. Délivrance spontanée ; légère hémorrhagie, piqûre d'ergotine.

Injection intra-utérine et lavages au sublimé.

Dans la journée, la malade accuse des douleurs à la moindre pression sur l'abdomen. Température 38°, le soir, sans frisson.

J. M. 8

Le 23, au matin, même état que la veille ; utérus gros et très sensible. Temp. 38° 2. Elle a de fréquentes nausées, et a vomi ; le ventre est assez ballonné. La vulve présente de nombreuses plaques de sphacèle assez étendues.

Le 24, nausées avec petits frissons. Le météorisme a un peu augmenté et provoque de la dyspnée. Ecoulement vaginal fétide. Trois injections intra-utérines. Temp. matin 38° 8, soir 39° 4.

Le 25, absence de frissons. Temp. matin 40°, soir 40° 4. Traitement continué.

Le 26 au matin, amélioration sensible. Temp. matin 38° 2 ; soir 40° 8. Douleurs abdominales localisées au niveau de l'utérus.

Le 27, l'état général reste le même.

Le 28, aggravation : dyspnée extrême, sueurs profuses, agitation alternant avec un délire calme.

Le 29 l'aggravation continue ; hallucinations de l'ouïe et de la vue.

Le 30, prostration extrême avec phénomènes asphyxiques. La malade passe en médecine et meurt à 2 heures du matin (1er mai).

Autopsie. — Le 2 mai par M. Girode, interne de M. Roques.

« Météorisme très prononcé. Voussure énorme du diaphragme, le foie remonte jusqu'à la troisième côte droite. Les poumons sont fortement tassés, congestionnés et atélectasiés ; à la coupe on ne trouve aucune trace de lésion inflammatoire.

L'intestin est fortement distendu par les gaz, mais ne présente pas d'ulcération. Le rectum contient une assez notable quantité de matières fécales. Les reins, la rate, le foie ne présentent rien de particulier.

L'utérus est gros et mesure à peu près 15 centimètres de hauteur. Sur sa face antérieure, pas de traces d'inflammation péritonéale. En arrière, en repoussant l'utérus, on voit quelques fausses membranes occupant le cul-de-sac de Douglas , elles cèdent facilement aux moindres tractions et on arrive alors dans le cul-de-sac qui contient quelques cuillérées de pus ; on aperçoit (avant qu'aucun coup de scalpel n'ait été donné dans la région) une perforation allongée verticalement et occupant la partie la plus déclive du cul-de-sac. Les organes génitaux sont alors retirés avec précaution et examinés. On incise le vagin et l'utérus sur la ligne médiane de la paroi antérieure. A l'incision de l'utérus, écoulement assez abondant de liquide purulent, mais pas de collection dans l'épaisseur des parois. Le col est déchiqueté, surtout en arrière.

Le cul-de-sac antérieur du vagin est intact et ne présente pas de plaques de sphacèle. Dans le cul-de-sac postérieur, à un demi centimètre du col, on voit la perforation qui est rectiligne et occupe une longueur d'un centimètre environ ; elle communique directement avec le péritoine. Les bords en sont minces, réguliers et non déchiquetés, ils sont simplement écartés l'un de l'autre.

A l'entrée du vagin on trouve de nombreuses plaques de sphacèle, ainsi qu'au niveau de la branche ischio-pubienne du côté droit. Les ovaires et les trompes ne présentent aucune altération. Les autres organes sont sains.

Le bassin a été mesuré avec soin après l'autopsie. Le diamètre sacro-pubien mesure 10 centimètres et le diamètre transverse du détroit supérieur 12 centimètres.

Remarques. — Dans la *Gazette Hebdomadaire* du 18 mai 1883, p. 338, M. Budin fut accusé d'avoir produit une perforation opératoire de l'utérus et du cul-de-sac vaginal chez une femme qui n'avait pas de rétrécissement du bassin.

C'est pour se justifier qu'il publia l'observation précédente dont nous avons reproduit textuellement les passages principaux. La tête se présentait en O. I. D. P. et était défléchie. La relation de l'autopsie mentionne la perforation vaginale, mais elle est muette sur la perforation utérine. De plus, la mensuration du bassin a montré que ce dernier avait bien un léger rétrécissement.

Pour démontrer que la lésion vaginale n'a pas été produite par les divers instruments employés, M. Budin croit qu'il est suffisant d'alléguer les raisons suivantes :

« Cette perforation, dit-il, a-t-elle été produite par le forceps ? Evidemment non, puisqu'elle mesurait un cent. environ. De plus, elle était *allongée verticalement.* Une perforation produite par le forceps eût présenté une plus grande étendue et une direction transversale ou oblique.

A-t-elle été produite par le céphalotribe? Evidemment non, pour les mêmes raisons. J'ai fait usage du céphalotribe Tarnier à cuillers fenêtrées.

A-t-elle été produite par le perforateur? Evidemment non. Si j'avais perforé le vagin avec l'instrument de Blot, j'aurais de plus, forcément, atteint le rectum et le sacrum : l'autopsie ne fait mention d'aucune lésion de ce côté. J'ai opéré, la tête se trouvant entre les cuillers du forceps, je ne pouvais donc guère commettre d'erreur. Enfin je n'ai fait qu'une seule tentative de perforation et je suis entré d'emblée dans la cavité crânienne à travers la fontanelle antérieure, je suis même, comme l'examen ultérieur fait par MM. Mathias Duval et Laborde l'a démontré, parvenu à détruire le bulbe du fœtus.

J'ajoute que si une déchirure avait existé, je l'aurais constatée lorsque j'ai pratiqué le toucher après l'accouchement. Il n'y avait pas de déchirure quand j'ai commencé l'opération, il n'y en avait pas quand je l'ai terminée.

Si une rupture avait existé, j'aurais pris des soins particuliers, car les accoucheurs possèdent depuis quelques années des méthodes de traitement qui leur permettent de guérir souvent les ruptures, et tout récemment il y a eu à la Maternité, dans le service de M. Tarnier, deux cas de rupture : les deux malades, traitées par ces nouvelles méthodes, ont complètement guéri.

Enfin, s'il y avait eu une perforation opératoire non soignée, la femme aurait très probablement succombé en 48 ou 72 heures au lieu de vivre 9 jours.

En réalité que s'est-il passé? Voici quelle est l'opinion de MM. Tarnier et Brouardel, qui approuvent tous les termes de la rédaction suivante : « Pour eux, l'ouverture siégeant sur la paroi du vagin et constatée à l'autopsie, ne présente pas les caractères habituels des lésions opératoires.

« Il est possible que la compression exercée par la tête pendant l'accouchement ou que, plus tard, la présence du pus dans le cul-de-sac de Douglas ait déterminé un amincissement des tissus analogue à celui qui précède la formation des fistules vésico-vaginales ou l'ouverture des foyers purulents de pelvi-péritonite. Ainsi pourrait s'expliquer la production, pendant les derniers temps de la vie, de la petite perforation trouvée à l'autopsie.

« Mais si l'on remarque qu'il existait dans le cul-de-sac de Douglas des fausses membranes, qu'après les avoir déchirées on arrivait dans le fond du cul-de-sac qui contenait quelques cuillerées de pus; si l'on tient compte en outre de l'amincissement des tissus, il est également possible que ce soit à l'autopsie même, sous la pression des doigts, involontairement et sans qu'on s'en aperçoive, que se sera produite cette fissure « d'un centimètre environ, dont les bords étaient minces, réguliers, non déchiquetés, simplement écartés l'un de l'autre ».

Toutes ces possibilités durent contribuer à ébranler la conviction première du docteur N... qui présenta les pièces à la Société médicale des hôpitaux. N'y aurait-il point même de quoi faire hésiter de nos jours les magistrats compétents ?

OBSERVATION XLIII (DUCLOS. *Journal de médecine et de chirurgie de Toulouse*, 1847-48, t. 11).

Femme de 24 ans, robuste, secondipare, à terme, est en travail depuis seize heures. Présentation du sommet avec tête à la vulve, mais contractions utérines rares et faibles. Tout à coup le cordon ombilical, qu'accompagne bientôt une main, sort par l'anus. Le Dr Duclos appelé, trouva la vulve violacée, le périnée fortement tendu. Par l'anus s'échappent la main gauche et presque la moitié de l'avant-bras correspondant, ainsi que vingt-deux centimètres de cordon. La tête peut être dégagée, mais il est plus difficile d'extraire les épaules. Afin de ne pas augmenter la déchirure, Duclos, relevant fortement en haut la tête du fœtus, glisse deux doigts le long du bras de l'enfant pour le dégager de l'anus et le refouler dans le vagin. Après cette manœuvre le dégagement fut simple et l'enfant put être rappelé à la vie. A l'examen de la femme on trouve un périnée intact. La déchirure est transversale ; elle mesure six centimètres d'étendue. Cette déchirure siège immédiatement au-dessus de l'ouverture anale, et la cloison recto-vulvaire n'est nullement interessée.

L'auteur croit devoir rattacher cette rupture à des manœuvres tentées par la sage-femme soit pour dilater la vulve, soit pour réduire la procidence du cordon et de la main.

OBSERVATION XLIV (LAFORGUE. Revue Médicale de Toulouse,
n° 7, 1876).

Une femme robuste et bien constituée a une première grossesse à vingt ans. Accouchement spontané. Deuxième grossesse à vingt-deux ans. Le travail s'annonce bien ; contractions fortes, mais rupture prématurée de la poche des eaux. Au bout de deux heures, les contractions s'espacent, et la sage-femme donne trois doses de seigle ergoté. Douleurs très vives et fréquentes durant trois heures. Sommet à la vulve. Pour hâter l'expulsion, la sage-femme introduit incessamment ses doigts dans le vagin et le rectum, et pendant qu'elle fait pousser la malade, elle agit avec ses mains pour extraire la tête arrêtée au détroit inférieur. Enfin la tête se dégage. Pour les épaules nouvelles manœuvres avec introduction de la main dans le vagin. Durée de l'accouchement dix à douze heures.

Le troisième jour la femme s'aperçoit que les matières fécales passent par le vagin ; et un lavement qu'on donne ressort par la vulve. Un médecin appelé constate l'existence d'une perforation recto-vaginale à travers laquelle peut pénétrer l'index. Lotions émollientes et repos. Un mois, après la fistule a diminué de moitié. On continue l'expectation.

Le 20 octobre 1874, 45 jours après son accouchement, elle vient me demander conseil. Située à trois centimètres au-dessus de l'orifice vulvaire, la fistule laisse passer une partie des matières fécales. Une sonde en gomme de moyen calibre y pénètre facilement et sort dans le rectum à deux centimètres environ au-dessus de l'anus. L'auteur conseille de continuer le traitement déjà institué. Bientôt après la femme revient, réclamant un traitement actif. Cautérisation au nitrate d'argent du trajet fistuleux. Après quatre cautérisations espacées de dix à quinze jours l'ouverture parut oblitérée. A la suite d'une défécation un peu difficile, des matières demi-liquides passent dans le vagin. Le trajet fistuleux est très étroit ; avec un cautère rond, rougi à blanc, l'auteur fit le 9 février une cautérisation. Trois semaines après, rien n'était passé dans le vagin et la malade ne revint plus.

OBSERVATION XLV (BAUDRY. *Archives de gynécologie.*
Juillet 1894, p. 35).

Une primipare de 27 ans, entre en travail le 16 février 1892, à dix heures du soir. Sommet en O. I. G. A. Rupture spontanée des membranes, le 17 février à trois heures du soir. La tête descend et elle apparaît à la vulve, lorsque la parturiente déclare ressentir un impérieux besoin d'aller à la garde-robe. La sage-femme la rassure et lui conseille de pousser. Quelle n'est pas suprise de voir alors apparaître par l'anus une main. Cependant elle dégage la tête, et introduisant deux doigts dans le vagin, saisit le bras postérieur et ramène facilement ce membre par la voie naturelle. Délivrance spontanée. Le Docteur Baudry, appelé, constate l'état suivant des parties : Vulve absolument intacte ainsi que le périnée. L'anus forme un bourrelet saillant, dur et violacé. L'exploration digitale du vagin lui montre que la paroi postérieure est déchirée sur une large étendue. Cette déchirure affecte la forme d'un triangle dont le sommet est à gauche, et environ à deux centimètres du col, et dont la partie transversale fait songer à une désinsertion vagino-vulvaire ; elle laisse pénétrer trois doigts. Du côté du rectum la déchirure est beaucoup moins étendue ; elle est presque arrondie et par cette voie il n'est pas possible de faire pénétrer plus d'un doigt dans le vagin en suivant la direction du périnée.

La malade avait eu, en avril 1891, un abcès de la paroi vaginale postérieure qui s'était terminé par l'évacuation spontanée d'une petite quantité de pus, et dont l'évolution avait duré trois semaines environ. C'est certainement au niveau de la cicatrice de cette petite lésion que s'était faite la déchirure.

Suture immédiate. — Cinq points à la soie phéniquée, réunissent les deux lèvres de la plaie verticale. En bas, pour obtenir l'affrontement de ce qui représentait la base du triangle formé par la solution de continuité, M. Baudry passe à travers le périnée, trois fils. Introduits de gauche à droite ces fils traversent les parties molles pendant qu'un doigt placé dans le rectum, guide l'aiguille à travers l'épaisseur du périnée. L'affrontement obtenu par ce moyen est jugé suffisant.

Lavage au sublimé du vagin et du rectum, et tamponnement vaginal à la gaze iodoformée. Ce lavage et ce tamponnement sont renouvelés une fois par jour jusqu'au 24. Ce même jour on enlève les fils. La réunion est parfaite en haut, mais en bas il persiste une fistule dont l'ouverture vaginale admet à peine le bout de l'index, et l'ouverture rectale une sonde de femme. Les bords sont franchement bourgeonnants. A chaque garde-robe, des matières fécales sortent par le vagin. Nettoyages de la fistule à l'eau phéniquée forte. La fistule diminue progressivement de volume, et le 15 mars son ouverture vaginale n'admet plus qu'une sonde de femme. Du 15 mars au 15 mai, on pratique cinq cautérisations du trajet au nitrate d'argent. Au 15 mai la fistule n'admet plus qu'un stylet et ne laisse passer de matières que lorsqu'elles sont tout à fait liquides. Un mois après, la cicatrisation est complète. La paroi vaginale a un aspect plissé très marqué, et il existe un léger degré d'abaissement de l'utérus. L'auteur croit qu'en pareil cas une suture immédiate avec un affrontement plus parfait serait capable de donner encore un meilleur résultat.

OBSERVATION XLVI. (DOLÉRIS ET LENOBLE. Rupture du sinus rétro-périnéal et perforation recto-vaginale. (*Société obstétricale et gynécologique de Paris*. Séance du 8 avril 1897, p. 128).

Une jeune primipare à santé débile depuis son enfance, et à tempérament hystérique très prononcé, entre à la Pitié le 6 février 1897. L'état général de cette chlorotique est assez mauvais : il existe au sommet droit des signes non douteux de bacillose. Le ventre est normalement développé et contient un fœtus en O. I. G. A : le bassin est normal. Il existe un vaginisme intense et tel que le toucher provoque un début de crise hystérique.

Le 15 mars à 10 heures, apparition des douleurs. Dilatation complète à 6 heures du soir ; tête dans l'excavation en occipito-pubienne. Elle cesse de progresser par suite de la résistance du périnée. Vingt minutes plus tard, on chloroformise la malade et on fait une application de forceps. On ne constate qu'une légère déchirure du périnée; deux points suffisent à la fermer.

Deux jours après, des gaz passent par le vagin. Le 18, on voit sortir des matières par cette voie, et le lendemain, par la déchirure périnéale qui n'a point repris on peut voir une solution de continuité de trois cent. qui s'enfonce dans le vagin, sectionne la paroi vaginale postérieure, à gauche de la colonne correspondante, et met à nu la paroi antérieure du rectum. En ce point du rectum, à gauche de la ligne médiane, et à deux cent. au-dessus du sphincter resté intact, existe une fistule de la dimension d'une pièce de 20 centimes. Légère hyperthermie pendant trois jours.

Le 29 mars, M. Doléris pratique la cure radicale de la fistule avec réfection du périnée. Les bords de la déchirure furent largement avivés de façon à mettre à nu une large surface cruentée de forme losangique, comme pour la colpopérinéoraphie ordinaire. Les bords éversés de la fistule furent réséqués ; un fil de catgut passé au travers fut attiré par la fistule et l'anus, renversant ainsi, vers la cavité du rectum, les bords de la fistule. Un double plan de points séparés, à la soie, réunit les bords de la déchirure et les surfaces avivées. Par mesure de précaution un crin fut passé profondément à travers le périnée, de gauche à droite, par l'intermédiaire d'une longue aiguille courbe constituant une sorte de suture d'Emmet, en bourse, destinée a déterminer un affrontement plus parfait.

Du côté du rectum, les bords de la fistule furent maintenus rapprochés par deux petites soies passées à travers leurs bords. Au neuvième jour on enlève les fils, la restauration est complète sauf une fistulette recto-périnéale rapidement oblitérée.

Les auteurs croient devoir attribuer cette perforation non à l'action du forceps, mais à la mauvaise qualité des tissus de la jeune

accouchée, au vaginisme qui a créé une barrière à la sortie de la
tête fœtale et à une disposition anatomique particulière que présente
à ce niveau, la paroi recto-vaginale.

OBSERVATION XLVII (REIGNIER. *Centralblatt*. 1885).

L'auteur rapporte un cas où un arrêt prolongé de la tête fœtale
sur le plancher mou du périnée amena une perforation de la cloison
recto-vaginale.

OBSERVATION XLVIII (THÉOPHILE PARVIN, *Traité des accouchements*
1890. p. 531).

Parvin, étudiant les déchirures du périnée cite deux cas qui nous
intéressent :

1° Cas de Dupuis. — Il s'agissait d'une présentation du siège
dans laquelle l'anus de la mère livra passage à un pied pendant
que l'autre se dégageait par la partie centrale du périnée.

2° Cas personnel. — Le cas observé par l'auteur concerne une
femme chez laquelle un des pieds du fœtus produisit une déchirure
de la partie inférieure de la paroi recto-vaginale et sortit par l'anus.

OBSERVATION XLIX (PIERING. *Centralblatt für Gynœk*. 1891).

Il s'agit d'une primipare de 41 ans, à orifice vaginal étroit et rigide.
Contractions utérines peu énergiques. Après vingt-quatre heures
de travail, la tête à la vulve ne se dégage pas. Une incision de trois
centimètres est pratiquée sur le périnée ; mais celui-ci ne cède point.
Tout à coup une hémorrhagie rectale se produit : la main et l'avant-
bras droits sortent de l'anus. Après l'accouchement on trouve que le
périnée et le sphincter externe de l'anus sont intacts. A gauche du
vagin il existe une déchirure qui part de la colonne postérieure et
occupe toute sa longueur. Les bords en sont déchiquetés, et la déchirure présente à peu près la largeur de la main. Guérison spontanée.

CONCLUSIONS

—

I. — Les ruptures de la paroi postérieure du vagin, au cours de l'accouchement, avec conservation du périnée, sont assez rares.

Elles sont quelquefois spontanées et relèvent de causes diverses, maternelles ou fœtales.

Plus souvent, elles sont dues à une intervention obstétricale, favorisées dans certains cas par un affaiblissement de la vitalité des tissus maternels.

II. — Le mécanisme varie avec les causes : d'une façon générale, on peut résumer en disant qu'il s'agit, tantôt d'une disproportion de volume entre la filière génitale et le pôle fœtal qui se présente ; tantôt de manœuvres mal comprises ou mal exécutées.

III. — Une douleur subite, aiguë, différente de celle de la contraction utérine, avec écoulement modéré de sang par la vulve, révèlent la rupture vaginale que d'autres signes rendent indiscutable : toucher vaginal, déformation du ventre quand l'enfant a quitté la voie génitale.

IV. — L'exploration vaginale méthodiquement pratiquée fait le diagnostic et empêche de confondre ces ruptures avec celles du corps ou du col de l'utérus.

V. — Le pronostic est fort variable ; en général très grave pour les ruptures supérieures, fâcheux plutôt que grave pour les ruptures inférieures.

Les complications (passage de l'enfant dans la cavité péritonéale, fistules vésico ou entéro-vaginales, etc.), contribuent à l'assombrir.

Néanmoins, pour toutes les formes de rupture, la guérison a pu être obtenue quelquefois spontanément, le plus souvent grâce à un traitement approprié.

VI. — Le traitement doit d'abord être préventif : évitant ce qui peut l'être, corrigeant ce qu'on ne peut éviter.

Le traitement curatif varie suivant les cas.

Dans tous les cas, il faut terminer au plus tôt l'accouchement. Le choix des moyens reste subordonné au siège de l'enfant dans la filière génitale ou hors d'elle ;

A la hauteur du pôle de présentation ;

A l'état de vie ou de mort de l'enfant ;

Enfin, au souci qu'on doit avoir de conserver la mère.

Toutes les fois qu'on le pourra, il faudra préférer l'extraction par les voies naturelles.

La laparotomie et les autres opérations sanglantes doivent être réservées comme dernière ressource, hormis le cas de passage du fœtus dans la cavité péritonéale.

BIBLIOGRAPHIE

ARDOUIN. — Déchirures vagino-périnéales (*Thèse*, Paris, 1889).

AUVARD. — Fistule recto-vaginale opérée pendant le post-partum. (*Archives de tocologie*, septembre 1896).

BARBAUT. — Cours d'accouchement t. II.

BAREAU. — Sur le traitement immédiat des déchirures recto-vaginales inférieures survenues pendant l'accouchement (*Thèse*, Paris, 1896).

BATTLEHNER. — Traitement des déchirures du vagin pénétrant dans la cavité abdominale (*Berlin. Klin. Woch.*, n° 34, 23 août 1886).

BAUDRY. — Rupture de la cloison vagino-rectale pendant l'accouchement (*Annales de gynécologie*, juillet 1894).

BEEBY. — Rupture du vagin pendant l'accouchement (*The british med. journal*, 18 janvier 1879).

BIDDER. — Arrachement du vagin pendant le travail (*Centr. für Gynœk*, 21 janvier 1893).

BIRCH. — Voir SMITH.

BOER. — Traduit par Desgranges (*Archives générales de médecine*, novembre 1827).

BOYER. — Traité des maladies chirurgicales (1825).

BUDIN. — Les lésions traumatiques chez la femme dans les accouchements artificiels (*Thèse d'agrégation*, 1878).

CECCONI. — Observation de laparotomie avec enfant vivant (*Archives générales de médecine*, t. VII, p. 599).

CHAILLY. — Traité pratique de l'art des accouchements.

CHAMPENOIS. — Dictionnaire des sciences médicales, 1821, article Fourchette).

CHEVREUL. — Précis de l'art des accouchements, 1782, note page 155.

Coffinières. — Mémoire sur la rupture du vagin dans les accouchements laborieux (*Recueil périodique de la Société de médecine de Paris*, tome VI, An VII de la République).

Collins. — Pratical treatise of midwifery.

Deneux. — Rupture de la matrice (*Thèse*, Paris, An XII).

Denman. — Introduction à la pratique des accouchements, t. II.

Devillez. — Des ruptures de l'utérus et de la partie supérieure du vagin résultant des manœuvres obstétricales (*Thèse*, Paris, 1869).

Dezeimeris. — Mémoire sur les ruptures de la matrice. (In l'*Expérience*, t. III, p. 241, 1838).

Doléris et Lenoble. — Rupture du sinus rétropérinéal et perforation recto-vaginale. (*Bulletins et mémoires de la Société obstétricale et gynécologique de Paris*, 8 avril 1897).

Duehrssen. — Rupture spontanée du vagin avec issue partielle de l'enfant dans la cavité abdominale; guérison (*Berlin. Klin. Woch.*, 2 janvier 1888).

Duncan. — De la lacération des organes génitaux externes pendant le travail, chez les primipares (*The obstetrical journal*, 1874, p. 641).

Duparcque. — Maladies de la matrice, t. II (1839).

Dupuy. — Déchirures du vagin à la suite de l'accouchement (*Thèse*, Paris, 1822).

Everke. — Rupture spontanée du vagin. Passage de l'enfant et du placenta dans la cavité péritonéale. Guérison (*Berlin. Klin. Woch.*, 30 juin 1890).

Fehling. — Un cas de rupture vaginale avec issue de l'intestin. (*Centr. für Gynœkol.*, t. VI, 1873).

Franqueville. — Accidents causés par l'ergot de seigle (*Thèse*, Paris, 1873).

Galabin. — Deux cas de rupture du vagin pendant le travail (*London obstetrical transact.*, vol. 20, 1879).

Gripat. — Essai sur la rupture du vagin pendant l'accouchement, avec passage de l'enfant dans l'abdomen (*Thèse*, Paris, 1834).

Guéniot. — Des rétrécissements cicatriciels du vagin (*Nouvelles archives d'obstétrique et de gynécologie*, mars 1886).

Hanks. — Rupture du vagin. Mort (*American journ. of obstetric.*, vol. X, p. 272)·

Harrison. — Pratique des accouchements.

Hofmeier. — Contribution à l'étude des bassins à saillies tranchantes et de la perforation de l'espace de Douglas pendant l'accouchement (*Zeitschrift für Geburtsh und Gynœkologie*, 1884).

Hugenberger. — Kolpaporrhexis pendant le travail (*St-Petersburger Medicinische Zeitschrift*, 1877).

Keener. — Transactions of the association of Fellows and Lieentietes of the kings and queen's college of physic in Ireland, t. III, Dublin, 1820.

Kessler. — Conduite à tenir par l'accoucheur en cas d'atrésie absolue du vagin (*Berlin. Klin. Woch.*, 1887).

Mme Lachapelle. — Pratique des accouchements, t. I, 3° mémoire ; t. III, 8° mémoire et *passim*.

Laforgue. — De la rupture de la cloison recto-vaginale pendant l'accouchement (*Presse médicale de Toulouse*, 1876).

de La Motte. — Traité complet des accouchements, 1765.

Lasserre et Pereira. — Voir Pereira.

Lenoble. — Voir Doléris.

Levret. — Art des accouchements.

Mahy. — Des lésions traumatiques de l'accouchement (*Thèse*, Paris, 1855).

Martel. — Perforation du vagin à la suite de manœuvres faites en ville (*Archives de tocologie*, janvier 1877).

Maya. — Déchirements du vagin (*Thèse*, Paris, 1838).

Mondière. — Mémoire sur la rupture du vagin et de la matrice pendant la grossesse et l'accouchement (*Revue médicale*, 1836).

Nœgelé. — Manuel d'accouchements.

Noel. — Recueil périodique de la Société de médecine de Paris, t. VII.

Pereira et Lasserre. — Archives générales de médecine, 4° série, t. I.

Petit. — Anus contre nature iléo-vaginal (*Annales de gynécologie*, 1882-85).

Philippe. — Un cas de fistule recto-vaginale guérie spontanément (*Archives générales de médecine*, t. XXIII, p. 568).

Portal. — Histoire de l'anatomie et de la chirurgie, 1770.

Pouteau. — Mélanges de chirurgie, 1761, p. 481.

Ranio Guedes. — Fistule recto-vaginale chez une femme enceinte. Présentation de la tête du fœtus dans l'orifice anal. Péritonite, mort. (*Gazetta medico de Lisboa*, 28 janvier 1876).

Reeve. — Un cas de rupture du périnée sans déchirure de la vulve (*Trans. of the assoc. gyn. soc.*, p. 45, 1878).

Ribemont.—Dessaignes et Lepage.—Précis d'obstétrique, *passim*.

Ross. — Cité par Burns in Traité d'accouchement.

Sabin. — In *Dictionnaire des sciences médicales*, art. Vagin.

Sallé. — Des déchirures du vagin se produisant pendant le travail de l'accouchement (*Thèse*, Paris, 1892).

Saucerotte. — Mélanges de chirurgie, 2 vol., p. 350.

Saviard — Observations chirurgicales, p. 131.

Schneider. — La déchirure du cul-de-sac vaginal pendant l'accouchement (*Arch. für Gynæk*, Band XXII, Helft 2.

Smith. — *New York médical Record,* 12 janvier 1886.

Smith et Birch.— Observation pour servir à l'histoire des ruptures du vagin et de l'utérus, suivie de considérations pratiques sur ce genre de lésions (*Médico-chirurgic. trans.*, vol XIII, 1827).

Stanley. — *The Lancet*. 1839-40.

Thibault. — *Ancien Journal de médecine*, t. I, p. 368.

Vander Wiell. — Observationes rariores anatomic, médic. chirurgic. Leyde 1687. (Traduction de Planque).

Vaulpré. — Des déchirures du vagin (*Thèse*, Paris, 1836).

Velpeau. — Tocologie, 2e édition, t. II; Traité d'obstétrique, t. II.

Weiss. — Rétrécissement du vagin par tissu cicatriciel ; opération de Porro (*Archiv. für Gynæk.*, t. XVIII, p. 1860).

Wiltsshire. — Rupture spontanée du vagin pendant l'accouchement (*The Lancet*, 25 décembre 1875).